人は、なぜさみしさに苦しむのか？

脳科学者
中野信子

アスコム

はじめに

「さみしい」

あなたはこの言葉に、どんな印象をお持ちでしょうか。

つらいもの、苦しいもの、できれば感じたくないもの……そんなネガティブなことを思い浮かべる方が多いのではないでしょうか。

もしそれが一般的な感じ方だとするのなら、わたしは、どちらかというとその逆かもしれません。むしろ誰かと一緒に過ごすことが苦手なタイプだと自認しています。

わたしは、さみしいという言葉に対して、じっくりと味わうもの、日本特有の美意識である侘《わ》び・寂《さ》びのように、静かに噛みしめるものという、悪くないイメージを持っています。

また、「孤独」についても、そのよさを再評価し、積極的に向き合おうという主張が増えてきたようにも思います。

けれどもその一方で、さみしさに端を発したと思われる悲しい事件や事象を、数多く見聞きするようにもなりました。**さみしさとは、わたしたちが思っている以上に根深く、悪くすれば、人の生きる気力すら奪ってしまう、重い感情なのではないか――**。そこで、この感情に一度深く向き合い、より価値的に活かすための機会を提供することを企図して、筆を執ったのが本書です。

さみしいという言葉を辞書で引くと、「あるべきものが欠けていて、もの足りない、もの悲しい気持ち」ということと、「人の気配がなく、心細いほどにひっそりしている」ということのふたつの意味が記されています。

日本語では、「寂」「淋」というふたつの漢字があり、寂はもの足りなさ、人気《ひとけ》のなさ、孤独感など幅広い意味で使われ、淋は江戸時代以降、人の孤独を指す言葉として物語や歌詞などで使われるようになったといわれています。

読み方はそれぞれ「さみしい」と「さびしい」のふた通りありますが、本書では平仮名の「さみしい」を使ってお話ししていくことにします。

集団をつくり、社会生活を営むわたしたち人類のなかで、さみしい・孤独だと一度たりとも感じたことがない人は、おそらくいないのではないでしょうか。集団をつくる生物は、孤立すればより危険が増すため、さみしさを感じる機能をデフォルトで備えているはずだからです。

それこそ書店に足を運べば、孤独を愛する、孤独を楽しむ、さみしいときに読むといったテーマの本が数多く並んでいます。

わざわざ孤独やさみしさをよいものとして味わおうというテーマが繰り返されるのは、逆説的に**多くの人が孤独になることをおそれていたり、さみしさに苛《さいな》まれていたりすることの裏返しではないか**と思われます。

昨今は、新型コロナウイルスの感染拡大の影響で社会に大きな変化が起こり、孤独の問題はますます深刻化しているように見えます。政府が行った全国調査によると、孤独を感じている人は、40・3％にのぼるそうです（令和4年 内閣官房孤独・孤立対策担当室による「孤独・孤立の実態把握に関する全国調査」）。

厳密には、「孤独」と「さみしさ」とは、異なります。

孤独はひとりでいる状態を表す言葉で、さみしさは心の動きを表す言葉です。

孤独と似た言葉に「孤独感」があります。こちらは自分がひとりでさみしいという感覚を表すものなので、さみしいという感覚と孤独感とは似たものであるといってもいいでしょう。

さみしさとうまく付き合うためには

現代社会においては、ポジティブ思考が善とされ、ネガティブな感情をすぐに切り替えられる人が優れている人と捉えられる傾向にあります。

特に、アメリカ風の新自由主義が影響し、自己責任論が頻繁に聞かれるようになった頃から、「さみしさに負けるのは弱者であり、低い評価を受けて当然」「社会で生き残っていけない不適格の者」という風潮が強まっていきました。

けれども、さみしさを持つことが本当に生存に不適格であるのなら、なぜわたしたちは、こんな感情を持っているのでしょうか？　人間の体には、わざわざ脳のリソースを無駄遣いさせるような余裕はありません。

すべての感情には、意味があるはずです。であれば、その感情が生じたときにも、「必ずなんらかの生物学的な原因と意味がある」と考えるのが自然です。無理に抑え付けたり、なかったことにしたりするよりも、「そこにはどんな意味があるのか」を考え、理解していくほうが、この感情をスムーズに扱えるのではないでしょうか。

いま、このときにさみしさに苦しみ、つらい気持ちでいる人に対して、「ひとりは最高だ」「孤独を楽しむべきだ」という価値観を提示してみても、解決にはつながりにくいでしょう。

後述しますが、さみしさは誰にでも生じる感情であるものの、対処法を間違えると、怒りや憎しみといったほかのネガティブ感情を誘発して、攻撃性が強まってしまうことがあります。

また、さみしいという感情を、悪意を持った人に利用されてしまうと、騙されたり、大事ななにかを搾取されたりしてしまうリスクも負いかねません。

人間なのですから、誰しも長い人生において、さみしさを感じる局面を持つことは自然なことです。むしろ、さみしさを感じる場面が少しずつ増えていくことは、社会性の成熟と表裏の関係であるともいえるでしょう。

だからこそ、さみしさという感情を捉える際に起こりがちな、思い込みや刷り込み、偏見などを引きはがし、上手に取り扱う方法を身につけることが大切ではないかと思うのです。

もちろん、さみしさの扱いが上手になったところで、さみしいという感情を完全になくしてしまうことはできません。

しかし、さみしさの扱い方に慣れ、その生じる仕組みを理解することで、**さみしさを必要以上におそれることなく、振り回されることもなく、上手に付き合いながら、長い人生をより豊かに、価値的に過ごしていくことができるようになる**はずです。

「わたしはさみしくみじめな人間だ」などといった、認知のゆがみから自分を解き放ち、悠々とさみしさすらも自分の味方につけていけるのではないかと思うのです。

本書では、脳科学的、生物学的な視点から、なぜ、さみしいという感情が生じるのかという問いに焦点をあてていきます。

また、なぜ、さみしいという感情をネガティブなものと捉えてしまうのか、その科学的要因、社会的要因からも考察していきます。

そして、わたしたちの一生において、さみしいという感情がどのように移ろい変化していくのかを探りつつ、さみしさの持つ機能と危険性について理解を深め、その感情とどう付き合っていけばいいのかについて、いくつかの事例を踏まえて対応策を考えていきます。

さみしさを感じやすい人にも、さみしさを感じにくいがために生きづらさを抱えている人にも、自分の感情を捉え直す一助としていただければ幸いです。

人は、なぜさみしさに苦しむのか？　目次

第3章 脳や心の発達とさみしさの関係

第4章 さみしさがもたらす危険性

第5章

さみしさとうまく付き合っていくために

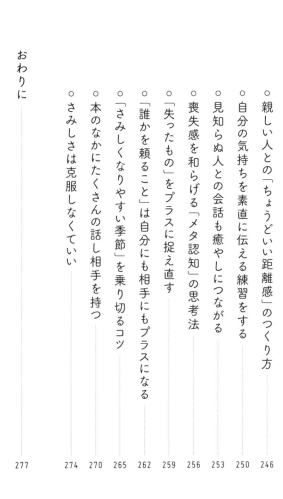

第1章

なぜ、人はさみしくなるのか

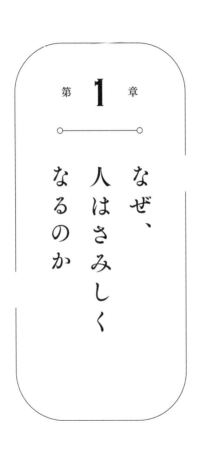

他人と共有するのが難しく、コントロールできない感情

なぜ、人はさみしくなってしまうのでしょうか。

今や携帯電話やSNSで、いとも簡単に他人とつながることができる便利な世のなかに暮らしているにもかかわらず、なぜ、わたしたちはときに強いさみしさを感じ、気分が深く落ち込んでしまうのでしょうか。

「今日1日、誰とも会話をしていなくて孤独感を覚える」という人もいるでしょう。

大切な人を失ったことで、何年ものあいだ喪失感から抜け出せないという人もいるでしょう。

仲のいい家族と暮らしていても、心を許せる大勢の友だちと過ごしていても、さみしさを感じることはあるはずです。事業で大成功し、巨額の富を築いて華やかな交友関係を楽しんでいるような、誰もが羨む著名人でさえ、ふとさみしさを感じることはあります。

多かれ少なかれ、すべての人の人生の、どんな瞬間にも、さみしさは心のなかのどこかに潜んでいるものなのです。

わたしたちにとって、そんなありふれた感情であるにもかかわらず、なぜさみしいという感情は、こうも不快で、こうもやっかいなものなのでしょうか。

まず、**さみしさは他人と共有することが難しい感情である**ことが挙げられます。

例えば、いきなり不意打ちで誰かに殴られたら、痛いと感じて、「怒り」や「恐怖」といった感情が生じると思います。自分が殴られていなくても、殴られた人にそのときの状況を聞けば、殴られた人がどのくらいの痛みを感じ、どれほど腹が立ち恐怖を感じたのか、ある程度は想像することもできます。

しかし、さみしいという感情は、感じ方の個人差が非常に大きいため、どんなときにどのように感じるのか、他の人に説明することが難しい。

他人が想像することも、とても難しい感情なのです。

さみしい人というと、ついひとりでいる人を想像しがちですが、「ひとり＝さみしい」とは限りません。冒頭でも少し述べましたが、**ひとりや孤独は状態を指す言葉であり、一方のさみしいは主観的な感情**だからです。

数時間ひとりになることを想像しただけで、とても悲しい気持ちになってしまう人もいれば、数日間、あるいはもっと長い時間をひとりで過ごしてもまるでさみしさを感じない人もいます。むしろ、「ひとりでいると他人に気を遣わずに済むから楽」「ひとりの時間のほうが好き」という人もいるでしょう。

そもそもさみしさの理由がはっきりしていることもあれば、なぜ自分はさみしいのか、理由がよくわからないこともあります。

それくらい、さみしいという感情には個人差があり、捉えどころのない心の動きなので、他人と共有することが難しいのです。


複数のネガティブ感情が重なることで、より強いさみしさを感じてしまうこともあれば、なんとなくやり過ごしていたらいつの間にか消えていた、ということもあります。

さみしいという感情が消えるタイミングは、人や状況によってまちまちなので、とても扱いにくいのです。

さみしさは「人間が生き延びるため」の仕組み

いずれにせよ、さみしいという感情は誰のなかにも存在します。

大人になってからあまりさみしさを感じなくなったという人も、おそらく子どもの頃は、一緒にいたはずの両親からはぐれてしまったり、突然ひとりぼっちになったりするとさみしくなり、不安で泣いてしまったという経験があるのではないでしょうか。

なぜわたしたちには、さみしいという感情が生じるのか――。

この問いに対しては、脳科学や生物学の観点から、さみしいという感情には人が進化するうえで、なにかしらの役割があったからだと考えられます。

さみしいという感情は、**人という社会的な生物にとって必要不可欠なものであり、ときに強い痛みを伴うほど強力に発動させることで、人という種を存続させ、進化を果たしてきた**と示唆されます。

赤ちゃんや幼い子どもは、母親の姿が見えなくなったとたんに泣き出し、抱きかかえられると泣き止むことがあります。

ひとりでは生きられないほど未熟な状態であるため、自分を守ってくれるはずの存在がそばにいないことは、いわば大きな生命の危機にさらされている状態です。その危機をさみしさというシグナルで敏感に感じ取り、誰かに守ってもらえるように大声で泣くことで、まわりに知らせていると見ることができるでしょう。

そう考えると、**さみしさは危険や危機を予測する防御反応であると同時に、「生き延びること」を強く欲する力の淵源《えんげん》でもある**といえそうです。

わたしたちが「現代社会」と呼ぶいまの世界は、人の進化の過程においては、ほんの一瞬の出来事、それこそまばたきするような期間に過ぎません。

人類は、これまで多くの時間で集団をつくり、狩りをして過ごしてきました。初期の人類は、単独でいるよりも集団でいるほうが生存の可能性が極めて高く、共同体や組織などの社会的集団をつくることで生き延びてきたのです。

哺乳類では多くの種が、餌を得るために、また個体としての脆弱性をカバーするために、群れをつくって生きてきました。その哺乳類のなかでも、とりわけ足が遅く、力も体も弱いのが人類です。

そんなわたしたち人類が、ここまで生き延びることができたのは、より濃密で、極めて高度な社会性を持つ集団をつくることに長けた生物だったからといえます。

そして、その社会的結び付きをより強く維持するために、集団でいるときは心地よさや安心感を抱き、孤立すると居心地が悪くなり不安やさみしさを感じるようになったと見ることができます。

そうしたシステムが、わたしたちの遺伝子に組み込まれていると考えるほうが自然なのです。

さみしさが、コントロールすることが難しい情動である理由も、これで説明できそうです。

人が種を残し生き延びるためには、食欲や性欲と同じように、さみしさも意志の力などで簡単にコントロールできないように仕組まれた「本能」であると考えることができるのです。

さみしさの本質を知る意味

さみしさは、人にもともと備わっている本能です。だからといって、「どうしようもないものだから放っておけばいい」といいたいわけではありません。

そのさみしさが深い苦しみを伴うものなら、その苦しみを少しでも和らげるために適切に対処する必要があります。

さみしさは本能であると知ったとしても、さみしさから解放されることはないでしょう。しかし、さみしさの仕組みや本質を知ることは、決して無意味なことではありません。

さみしさを脳科学や心理学の視点から、人類の進化、社会の発展との関係で科学的に考察すると、**さみしさを感じる自分は心の弱い人間でもなければ、劣っている人間でもない**ということに気づくはずです。

また、他人のさみしさを感じにくい、理解しづらいという人も、さみしさは他人と共有するのが難しいわけですから、決して冷淡な人、思いやりのない人ではないことがわかるでしょう。

人はさみしさを感じてしまう生物だという、生物学的事実を大前提にしながら、

「なぜ、いま自分はさみしいと感じてしまうのだろう?」
「仲間といるのに、さみしさを感じるのはなぜだろう?」
「自分を苦しめているこの感情の正体はなんだろう?」

というように思考を巡らせて、さみしさの本質と向き合っていく。

そうすることで、あらためて自分の人生を捉え直したり、それまであいまいにしていた自分の本心や勝手な思い込みなどに気づいたりしながら、よりよい人生を歩んでいくことができるのではないでしょうか。

自分のネガティブな感情は、実は脳の防御メカニズムによるものだという知識を持つことで、自分を客観的に見つめ、「より適切な対処法を考えよう」と思える気持ちの余裕と、ベースづくりができるはずです。

前述したように、さみしさはコントロールすることがとても難しい感情です。もし、さみしさという感情に支配されて思考が停止してしまうと、他人からのどんなアドバイスも真剣に受け止めることができなくなってしまいます。

さみしいという感情に気づかないふりをしたり、ほかのことで紛らわせたりすることはできるかもしれませんが、完全になくすことはできません。その感情を紛らわすために、不適切な方法を選択し、より大きなトラブルを抱えてしまうこともあります。

さみしさは、**人が人間社会を生きるうえでのレジリエンス（回復力）を高め、進化の源につながってきた本能**だとすれば、さみしさがつらく、ときに痛みを伴うやっかいな感情だったとしても、さみしいと感じている自分の心を静かに見つめ、大切にしながら上手に付き合う方法を考えることができます。

そうすることで、さみしさをおそれて健康や日々の生活が乱されることがなくなり、少しでも生きづらさを減らしていけるのではないか――。

さみしさは、特定の出来事が原因としてあるわけでなく、生理的に生じてきてしまうこともあり、それがやっかいなところです。幾度も湧きあがってくるこの捉えどころのない感情の仕組みを知っていれば、そのたびに、「このさみしさはどこからやってきたのだろう」「どうすればこれ以上、心の痛みを強くせずにやり過ごすことができるだろう」と考え、知恵と知識によって、この感情を乗り越えやすくなるのではないかと思うのです。

さみしいという感情の見方を変えていく

最近の調査では、人はさみしい状態が続いてしまうと健康が害され、死亡リスクが高まるといわれています。詳しくは第4章でお話ししますが、アメリカのブリガムヤング大学の心理学教授であるジュリアン・ホルトランスタッド氏の調査によると、肥満よりも、社会的孤立や孤独による死亡危険度のほうが高いという研究結果も出ているようです。

さみしいという感情を紛らわそうとして、お酒を飲み過ぎたり、タバコや違法薬物に依存したりすることで健康が損なわれてしまうということもあるでしょう。

また、さみしいからという理由だけで安易に人とのつながりを求めると、悪意のある人に騙されたり、裏切られたり、大きなトラブルに巻き込まれたりするなど、思わぬ落とし穴にはまってしまうことがあります。そんなとき、**自分の感情をできるだけ客観的に見つめ、「さみしいときは思考が停止しやすいものだ。こういうときこそ、妙に優しくしてくれる人には注意が必要だ」ということを知識として知っておく**ことができれば、自分で自分を守ることにつながるでしょう。

さみしいという感情の扱い方を知ることは、自分を知ることでもあります。そして、自分を取り巻く社会のありようを正しく見つめることにもつながっていきます。

さみしいのはわたしだけなのだろうか？
このさみしいという感情は、本当に悪いものなのだろうか？
自分はなにと比べてさみしいと思っているのだろうか？
そもそも、さみしい人はみじめなのだろうか？

このように、より視野を広げて思考することで、様々な思い込みや、バイアスに気づくことができるかもしれません。

この感情をなくすことはできませんが、さみしいという感情の見方を変えることは誰にでもできるはずです。さみしさには機能があり、むしろ有用な本能であると理解するだけでも扱いやすくなるでしょう。

さみしさをただ感じるだけでなく、もう少し解像度を上げて見つめ、考察することで、「なにをすればいいのか」「どうすれば気持ちが楽になるのか」に気づくこともあります。

自分にとって本当に必要なものや、逆に不要だったものを見つけられるかもしれません。また、「みんな一緒なんだな。あの人もわたしと同じようなさみしさを感じているのかもしれない」と、他人に思いをはせることができるかもしれません。

次章では、なぜわたしたちは、さみしいという感情を嫌なものと感じ、遠ざけようとしてしまうのかについて考察していきます。

第2章

わたしたちがさみしさを不快に感じる理由

「さみしいのは、よくないことだ」という思い込みが苦しみを強める

ここからは、人がさみしいという感情に苦しめられてしまう理由について、脳科学的な分析を試みつつ、社会的要因を含めて考察していきます。

そもそもさみしさは誰にでも生じる感情であり、それを感じることは、別に恥ずかしいことでもなく、みじめなことでもありません。

あとで詳述しますが、たしかに、さみしさは健康上のリスクを高めてしまうという研究が知られています。けれども、それをネガティブに捉えてしまうことは、より苦しみを強めてしまうことになります。

さみしくて苦しいときに、「なぜ苦しいのか、なぜむなしいのか」とよく考え

てみると、その背景には、人間の本能としての機能があるだけでなく、自分自身がつくり出したネガティブな思い込みが潜んでいたり、他人による刷り込みがあったりします。

前章で、ひとりになるとさみしくなるのは、生存本能によるところがあると述べました。しかし実際は、現代は集団でしか生きられないような過酷な環境ではなくなってきています。

さみしくて不安になるのは、脳が現代社会に適応していない、ということかもしれないのです。

そう考えると、「集団でいるほうが安全である」という認知も、考え方によって変わってくるでしょう。

なぜなら、ひとりでいればなにも起こらなかったのに、集団になるからこそ争いが生まれ、ときには命を落とす危険すらあるからです。
つまり、「集団＝安全」でもなければ、「ひとりでいる＝命の危険が迫っている」という時代でもないということです。もちろん、「ひとりでいる＝むなしい」も単なる思い込みという可能性もあるのです。

このように、さみしさと、さみしさに付随する苦しみを分解し、それぞれを突き詰めて考えることで、むなしさなど、さみしさが引き起こす別のネガティブな感情とも、うまく付き合っていくことができるのではないでしょうか。

それこそ、「家族なのに、親しいパートナーなのに、わかり合えない＝さみしい」という感情は、**家族だから、パートナーだからわかり合えるという、なんの保証も根拠もない思い込みから生まれる**のです。

親しい関係性のなかの「確証バイアス」の罠

さみしさの感じ方は、相手との関係性によって大きく異なります。

それは、日常のコミュニケーションや、スキンシップの距離感と似ているかもしれません。


他人から体を触られた場合、自分が相手をどう思っているか、つまり、どのように認知しているかによって、その接触の感じ方が変わってきます。

手を握る、肩に手を乗せるといったちょっとした接触でも、もしあなたがその相手に好意を持っていたなら悪い気はしないでしょう。好きな相手なら、嬉しくなって、自分も相手に触れたいと思うかもしれません。

ところが、まったく好意を持っていない会社の上司や同僚に突然、髪の毛や体の一部を触られたらどう感じるでしょうか？　きっと不快に思い、「セクハラではないか」と疑ってしまうかもしれません。まったく知らない人なら、痴漢行為として憤りを感じることだってあるはずです。

このように、同じ接触でも相手との関係性や、相手に対する感情によって、わたしたちはまったく違うように認知します。

好きな相手から「髪を切ったね」といわれたら嬉しいのに、関係性の薄い人にいわれると不快に感じてしまう、というようなこともあったりします。

さみしさにも、似たところがあります。

自分が好ましいと思う相手や、関係性の近い相手――具体的には、家族や友だち、恋人などであれば、「自分の気持ちを共有したい、理解し合いたい」と思うことが多いでしょう。

そして、関係が近くなればなるほど、「気持ちを共有できているはず」「理解し合えるはず」「助けてくれるはず」と信じようとします。

これは、「**確証バイアス**」といわれるものです。

わたしたち人間は、自分の先入観に沿った情報を集め、自分の都合のいいように解釈してしまう性質を持っています。

そして、それが実は錯覚であり、本当は理解し合えないのだと気づいたとき、さみしくつらい気持ちを抱えてしまうのではないでしょうか。

もし相手が自分にとってどうでもいい存在なら、自分の思いや気持ちを共有できなくても、相手から理解されずとも、まったく気になりません。

親子、きょうだい、夫婦、恋人、友だち、職場の同僚、上司、近所の人……。こうした関係性の違いと、深い付き合い、浅い付き合いといった関係性の強弱によって感じ方が変わるのです。

さみしさは極めて社会的な感情であり、相手との関係性によって大きく左右されるものだといえるでしょう。

愛情が憎しみに変わる理由

人と関わることによって起こるさみしさには、「オキシトシン」という脳内ホルモンが関係していると考えられます。

「愛情ホルモン」や「絆ホルモン」とも呼ばれるオキシトシンは、**脳に愛情を感じさせ、人間同士の絆をつくるホルモン**といわれています。

そのオキシトシンがもっとも分泌されるのは、セックスするときと分娩時ですが、誰かと同じ空間に長い時間一緒にいるだけでも、オキシトシンの濃度は高まるとされています。

また、互いに目を合わせて話をしたり、スキンシップをとったりするときにも、オキシトシンが分泌されることがあきらかになっています。

オキシトシンは、相手に親近感を持たせたり愛着を感じさせたりする働きを持ち、家族や仲間とのあいだに絆や愛情をもたらすため、人間関係をつくるうえでいいものであるように感じられます。

しかし、**オキシトシンの濃度が高まると、もし相手が愛情や信頼を裏切るような行為をした場合、逆に許すことができず、憎しみや怒り、嫉妬といった感情を生じさせてしまう**ことが多々起こります。

例えば夫婦関係において、相手が自分の気持ちを理解してくれないと感じるとき、それが他人ならさほど気にならないのに、ひどくさみしく、ときに強い怒りを感じてしまうのはそのためだと考えられます。

オキシトシンの働きにより、夫や妻、子どもといった相手に強い愛情を感じるわけですが、その働きが行き過ぎると、相手が「自分とは違う人格を持つ人」で「決して自分の思いどおりにはならない」ことがわからなくなってしまうというわけです。

家族やパートナーと気持ちをわかり合えない、ちょうどいい距離感がわからない……。そんな悩みについては、第3章で理解につながるヒントを、第5章で対処法を探っていきます。

ネガティブな感情は脳の防御メカニズム

さみしさの底にあるつらい、不安、不快といったネガティブな感情は、楽しい、嬉しい、安心、爽快といったポジティブな感情に比べてとても強いものなので、人はネガティブな感情に支配されがちです。

なぜネガティブな感情が存在するのかといえば、**人間が生き延びるためには、幸福感だけで満たされないほうが都合がよかった**ということを示唆しています。

ときどき不安になり、耐えられないほどのさみしさを感じ、それゆえに集団とのつながりを求め続けることで、人間はまわりの環境や社会に適応してきたというわけです。

ポジティブな感情よりもネガティブな感情が強い理由は、おそらくポジティブな感情は生死にかかわらないものだからではないでしょうか。

肉食獣を例にすると、チーターが苦労して捕獲した獲物を、ライオンが横取りしようとして近づいてきたとします。

このとき、チーターにとっての、「獲物にありついた。嬉しい！ もっと食べたい！」というポジティブな感情が、「ライオンが来た。危ない！」というネガティブな感情よりも強かったら、危険を回避する行動を取らずに獲物は奪われてしまうでしょう。いや、チーター自身も襲われてしまうに違いありません。

わたしたち人間に置き換えてみても、例えば好きな人と豪華なディナーを食べているとき、大きな地震が発生したらとっさにどんな対応をするでしょうか？

おそらく、まずその場から逃げようと考えるはずです。「美味しいからもっと食べたい！ 幸せだからこのままずっとここにいたい」というポジティブな感情が勝っていたら、逃げ遅れてしまいかねません。

危険を察知したら、動物も人間も、獲物や食事のことは忘れて、必死で逃げなければ生き残ることは難しいのです。

「これは危ない！　すぐ逃げなければ！」と察知したとき、分泌される脳内ホルモンはアドレナリンです。アドレナリンは、腎臓の上にある副腎のなかの髄質《ずいしつ》から分泌されるホルモンで、心拍数や血圧を上昇させる作用があります。アドレナリンが分泌されることにより、目の前の恐怖や不安に対して、体と脳が戦闘モードに切り替わり、立ち向かうことができるというわけです。

そのアドレナリンが、「逃げろ！」もしくは「戦え！」と指令を出しますが、このとき、ごちそうのことはすっかり忘れているはずです。

こうしたネガティブな感情は、精神を研ぎ澄ませるだけでなく、素早く逃げたり、戦いに集中したりするために、余計な思考をストップさせる役割を持っています。

現代の日常生活にはあまり必要がなさそうに思われますが、人類の歴史のなかでは、命の危険がない、敵と戦わなくてもいいという環境のほうがよほど少なかったのです。

こうして、脳が不安や怒りといったネガティブな感情をわたしたちに湧きあがらせることで、自分にこれから起こるかもしれない危機に備え対処することができます。

もちろん、これらネガティブな感情の科学的な仕組みを理解したところで、すぐにネガティブな感情から解放されるわけではありません。

しかし、ネガティブな感情は不快だけれど、とても大事な機能なのです。そうした機能を持つことで人類が生き延びてきたことは、ご理解いただけたのではないでしょうか。

とはいえ、ネガティブな感情のストレスに長くさらされていると、脳も疲弊して正常な判断がしづらくなってしまい、普段なら考えられないような極端な思考に陥ったり、行動を取ったりしてしまいます。

ですから、まず**ネガティブな感情は、脳に必要な防御メカニズムであるという知識を持ち、それが発動するのは意味のあることで、発動することで冷静に対処しようとする気持ちのベースづくりができる**ということを理解することがポイントです。

そのうえで、ネガティブな感情のストレスに長期間さらされないようにすることが必要なのです。

人類の生存戦略とさみしさの関係

大人になると、「さみしくなってしまうのは心が弱い人間だからだ」と自分を責めてしまう人が多いかもしれません。

でも、それは違います。

さみしさを感じるのは心が弱いからではなく、「孤独な状態は危険である」ことを、脳が不快な感情を生じさせることで知らせているからです。

生物学的な観点から「適者生存」を考えると、自然のなかで生き抜く強い肉体を持つのと同じくらい、自身の生存に対する危険や、種の存続の危機を知らせてくれる「さみしいという感情」を持つことは重要だったのです。

さみしいという心の痛みを伴う感情をとおして危機を感じることができたか

ら、人類は生き延びることができたともいえるでしょう。

いわば、**さみしさは、人類にとって生存戦略のひとつである**と考えられます。

現代社会においては、ポジティブな感情こそが善で、さみしさなどのネガティブな感情は悪であり、とにもかくにも、ポジティブな感情へ切り替えることがいいとされているように思います。

でも、さみしいという感情は生きるためのセキュリティシステムであり、なくすことはできないものなのです。

さらに、さみしさを感じる度合いは人によって大きく異なりますが、さみしさに対する感受性の差異もまた、人類が生き延びるうえでは必要だったといえます。

さみしさに苦痛を感じ、他人とのつながりを維持しようとする人がいる一方で、仲間とのつながりを自ら断ち、未知の世界へ出て行くことを厭わない人が存在するからこそ、人は多様性を保ち絶滅することなく生き延びてきました。

さみしさを感じるのは、人が進化してきた証なのです。

わたしたちの遺伝子には、他人とつながっていない状態の不快・不安感が組み込まれていて、今日まで受け継がれてきました。ですから、さみしさを感じるのは、他人とのつながりを求める生物としてあたりまえのことなのです。

さみしいのはその人の責任ではなく、その人が劣っているわけでもなく、むしろ脳が正常に機能している証拠といえるでしょう。

日本は「さみしがりや」が多い国

ただ、さみしさはときに健康に被害を及ぼします。

第4章で詳しく説明しますが、それは、さみしいという状態が不健康なわけではなく、孤独であることにストレスを感じているからです。

ですから、孤独でもさみしさを感じず、むしろひとりでいるほうがリラックスできて、充実感があるという人は、きっと健康を保てることでしょう。

わたし自身もどちらかといえばひとりでいることが苦にならず、むしろひとりの時間が必要なタイプなので、そのための時間や場所を、意識して捻出しようとしているくらいです。

子孫を残すために有性生殖が必要であるという理由もあります。

有性生殖は、交配により遺伝子が様々に組み合わされていくので、多様性が生まれ、環境に適した子孫を残すことができます。


人類の歴史は、自身が生きていくために他人との協力が不可欠だった時代が、何万年ものあいだ続いてきました。

お金や才覚があればひとりでも生きていけるという状態は、文明が高度に発達したここ最近に生じたことであり、人類の歴史のなかでは短い期間の話です。

それまでは、たとえわたしのように「ひとり・孤独」を好む性格であったとしても、なんらかのかたちで社会に属して生きていかざるを得ませんでした。

そのため、人として生まれてこれまで成長してくる過程において、さみしいという感情を持つことで、「社会で生きる術＝社会性」を育んできたといえます。

人類は、一個体だけ――つまり、完全なる「個」のみで長い年月を生物種として生き延びることはできません。

そのため、個になると、脳がアラートを鳴らす仕組みを持つようになったことはすでに述べました。それこそが、わたしたちが感じるさみしさに対する漠然とした不快感や不安感の正体です。**さみしさは、人類のＤＮＡに組み込まれた業でもあり、武器でもあるのです。**


日本という国は、世界でも有数の自然災害の多発地域です。

世界中で起こるマグニチュード6以上の大きな地震のうちの約2割は日本周辺で起きており（「平成26年版防災白書」内閣府）、地震や台風などの天災が非常に多い環境となっています。

こうした環境では、どんな集団が住んだとしても、長期的に見れば楽観的過ぎる人の遺伝子はどうしても残りにくく、不安を持ちやすく、常に様々なリスクを予測して準備を怠らない人の遺伝子が生き残って、濃縮された状態になり、長い年月を経て不安の高い集団に徐々に変容していくと考えられます。
そうだとすれば、いまひとりでいることにさみしさを感じている人は、この環境で生きるという条件下では、極めて正しい反応をしているといえるのではないでしょうか。さみしさは、感じ方によってはつらいものかもしれませんが、わたしたちが長い年月を生き延びてくるために必要不可欠なものであったのです。

とはいえ、さみしさから強い不安感やストレスを抱えてしまい、「つらくてどうにもならない」のであれば、正しく対処する必要があります。また、なぜつらい気持ちになってしまうのかについて理解を深めることが、自分の感情を捉え直すきっかけにもなるかもしれません。

なぜ「ソロ活」は流行し、「ぼっち」は忌み嫌われるのか

ここまでは、さみしいという感情を不快に感じる要因を科学的な視点で考察してきました。ここからは、なぜさみしいことを悪いことであるかのように捉えてしまうのか、ひとりでいるときにさみしいと感じる人と、感じない人とはなにが違うのか、その社会的な要因を探ってみたいと思います。

いま孤独が社会的な問題になる一方で、「ひとり焼肉」「ソロキャンプ」といったソロ活動がとても人気です。

コロナ禍によって友だちを誘いにくくなり、集団での活動が制限されたこともソロ活動が活発になった要因であると推測できます。しかし、ひとりで自分の時

間を自由気ままに楽しむことの魅力にあらためて気づいたという人も、おそらくとても多いのだと思います。

「ソロ活動の楽しみ方」といった特集を組むメディアが増え、旅行パンフレットを見ても、「おひとり様ツアー」「おひとり様ゴルフ」など、ひとりで余暇を楽しみたいというニーズを取り込もうとする企画をよく目にするようになりました。

先に述べましたが、わたし自身ひとりで過ごすことが好きな性格なので、数日間の休暇が取れたら、ひとりでスキューバダイビングに行ってしまうようなタイプです。どちらかといえば、〝ソロ活動派〟なのでしょう。

ひとむかし前は、ひとりで焼肉を食べに行ったり、ひとりでキャンプをしたりすることはあまり一般的でなかったように思います。ところがいまではすっかり市民権を得て、ポジティブなイメージさえ持たれています。

一方で、「ぼっち」という言葉には、ややネガティブなイメージがつきまといます。それは、なぜでしょうか？

そこには、**ひとりである状態を、「自分自身で選択したのかどうか」という点が大きく影響している**と考えられます。

ソロ活の場合は、積極的にひとりになることを選んでいる意味合いが強いのですが、ぼっちは、「気づいたらそういう状況になってしまった」「本来はひとりで過ごすことを想定しておらず、むしろひとりでいたくないにもかかわらず、不本意ながらひとりでいることを強いられている」という、望ましくない状態をイメージさせるのではないかと思います。

また、自分自身に対して、ぼっちという言葉を使って卑下してしまう場合もあります。

例えば、さっきまでたくさんの友だちと騒いでいたのに、みんな帰ってしまいひとり自宅に取り残されてしまったとき。あるいは、ふと「誰かと話したい」「誰かに会いたい」と思ったときにまわりに誰もいなかったり、連絡をしても誰も応答してくれなかったりしたときに、「ぼっちでさみしい」という感情になることもあるでしょう。

でも、人間は本来、24時間、四六時中誰かと過ごすことのほうが少ないはずで、誰しもひとりになる時間は必ずあります。そうであるにもかかわらず、「自分だけがひとりになってしまった」と感じて、ぼっちだと認識してしまう。

ひとりになってから、友だちと過ごしたり会話をしたりした楽しい時間を思い出したとき、その時間が失われただけでなく、つながりまでも失ったかのように感じてしまう。

そんな強いさみしさを感じる場合は、脳が「集団から排除されるかもしれない」「共同体を失うかもしれない」というアラートを作動させ、自身にストレスを与えているのかもしれません。脳がこうしたストレスを与えるのも、人の進化の過程では、集団や共同体から排除されないことがとても重要だったからです。

つまり、その状態は**社会脳**（**脳の前頭葉《ぜんとうよう》にある、空気を読んだり相手の気持ちを推し量ったりする、他人とのコミュニケーションを司る機能**）**が正常に働いている**ともいえます。

ですが、さみしさを紛らわせるために、友だちやパートナーなどにしつこく連絡をしてしまうと、逆に疎ましく思われてしまうこともあるので気をつけたいものです。

「さっきまで過ごした楽しい時間」が終わりを迎えても、友だちや共同体を失くしたわけではありません。しばらく会えなかったとしても、大事なつながりが消えてしまったわけではありません。

「わたしはひとりぼっちなのではないか？」という不安が湧いてきたら、「つながりは簡単には消えない」「ひとりの時間も大事」というメッセージを、ぜひ自分自身に届けてあげてください。

社会が生み出す「ぼっち」へのネガティブな先入観

ぼっちには、前項で述べた「ひとりでいたくないにもかかわらず、不本意ながらひとりでいることを強いられている」ということ以外にも、ニュアンスの違った意味があります。そこに、ぼっちという言葉が嫌われる、また別の理由があるのではないかと思うことがあります。

ぼっちとは、「ひとりぼっち」を略した言葉です。

漢字で書くと「独法師」で、「宗派に属さない単独のお坊さん」のこと。由来となった言葉それ自体には、もともとはネガティブな意味はなかったと思いますが、時代を経て、組織・集団に属せないためにひとりである状態を選択せざるを得ないという、孤立させられているかのような暗さを伴うイメージがついたと考えられます。

いわば、好き好んでぼっちを選んでいるのではなく、やむを得ずぼっちでいる状態といえるでしょうか。

自分自身が「**ぼっちの状態を望んでいない」から、同じようにひとりでいる人に対して、あたかも「誰にも受け入れてもらえない社会性のない人」として、無意識的に同情するような視線を向けてしまう**のかもしれません。

「ぼっちはイタイ」「ぼっちはみじめ」という言葉には、ひとりでいる人はなにか問題がある人で、排除された人であり、自分はそうは思われたくないという強い拒絶の意志が組み込まれているのではないでしょうか。

ぼっちに限らず、「人付き合いが下手」もしくは「人嫌い」といった言葉は、どこか本人に落ち度があるような、ネガティブな言い回しとして使われてしまっています。

そして、一度でもそのようにみなされると、まわりの人たちはその人をあたかも触れてはならないケガレのように扱い、積極的に集団や共同体から排除するか、社会的ヒエラルキーの下層に位置づけようとします。それゆえに、ぼっちやさみしい人に対して、誰しもが受け入れがたいニュアンスを感じてしまうのでしょう。

独身でいる人に対して、つい最近まで、社会不適合者かのように捉える風潮が実際にありました。あくまでも結婚するのが当然であり、ひとりでいる人は、「結婚したくない人」というよりも、「結婚ができない人」「誰かと生活ができない人」というレッテルを貼られていたような状況です。

もっと遡《さかのぼ》れば、「独り者のままでは出世できない」といわれていた時代もあったほどです。

しかし一説によると、日本では２０４０年に独身者が人口の5割となり、既婚者は3割に過ぎなくなるともいわれています。もはや、高齢者よりも独身者が多い〝ソロ国家〟になると想定されているのです。その理由には、自分が結婚したいと思う相手が見つからないことに加え、離婚の増加も挙げられますが、それだけでなく、「選択的な独身」も多く含まれるはずです。

自分はひとりでいるのが好きで、自らの意志で、ひとりでいることを選んでいても、社会的に、ぼっちと規定されるのは、また別の話なのです。これはつまり、ぼっちに対するネガティブな先入観が社会のなかに存在するということであり、そこには、一筋縄ではいかない根深さが含まれているということでもあるのです。

「友だちがいないのは悪」という刷り込み

ぼっちをもっとも強く意識させられ、生きづらさを感じさせられる場所が、学校ではないでしょうか。特にそう思わせられるのは、小学校・中学校時代かもしれません。

なぜなら、**親や先生たちのぼっちへの見方が固定されていることに加え、人の流動性が低く、自分が所属している場所を移動・変更することが非常に困難な環境**だからです。

学校生活のなかでは、友だちが多いことがいいとされ、友だちがいないことはまるで悪いように扱われる場合が多いかと思います。

自宅でも学校でも、大人たちから「友だちと仲良くしなさい」「友だちをたくさんつくりましょう」といわれ、事あるごとに「友だちできた?」「友だちと仲良くできている?」「いま一番仲のいい友だちは誰?」といった質問を何度も受けて育ちます。

こうした「友だちありき」の一問一答をくり返すことで、多くの子どもたちの脳内にそれが刷り込まれ、「友だちがいないとダメなのだ」「友だちがいないと親や先生を不安にさせるのだ」と思い込むようになります。

高学年になり、ひとりで過ごすことが平気になっても、ひとりで本を静かに読んだり、ひとりでお弁当を食べたりしているだけで、まわりから「友だちがいないのは、みんなから嫌われているからでは」と疑われてしまうこともあります。

集団で活動し、共同作業のなかで協力し合って問題を解決することは社会生活に必要なことであり、学校生活をとおして身につけていくべきスキルだとは思います。

しかし、友だちをたくさんつくることは学校生活の本来の目的なのでしょうか？　これは、議論の余地があるかもしれません。

社会人になってからは、友だちという存在をそれほど強く意識させられることは少ないでしょうが、学校生活のなかでは、友だちの有無が突然クローズアップされることがあります。とても面倒な瞬間ですよね。

例えばそれは、学校行事や体育の時間、また具合の悪くなったときなどであることでしょう。先生から、「ふたり一組でペアを組みなさい」「好きな人同士でグループになりなさい」「保健室（もしくは自宅）にいる○○さんに、一番仲のいい人がプリントや荷物を持っていってあげて」などと指示されるシーンがあるでしょう。そんなとき、わたしがそうだったように「仲のいい友だちがいない」場合は、ちょっと面倒なことになります。

まあ、大して困りはしないのですが、先生が荷物やプリントを保健室に届けてくれたり、「余った人同士でペアを組みなさい」という指示に従ったりするという解決策がとられることになり、やや気まずい。

こうした出来事が繰り返されると、**「友だちのいない人＝人に迷惑をかけるやつ」「余りものはやっかい者だ」とみられてしまう**というわけです。

学校は、友だちという社会関係資本の多寡《たか》に重きを置いてヒエラルキーをつけようとする、非常にアンフェアな環境と考えることもできます。

学校生活において無意識のうちにそのような価値観が刷り込まれ、それが固定されてしまった人がいるのなら、とても残念なことです。学校は、数多く存在する集団のうちのたったひとつでしかなく、そこでの基準が全世界に通用する基準ではないからです。

「他人に迷惑をかけるな」という教育の呪縛

さみしさに苦しんでいる人の多くは、その苦しみをひとりで抱え込んでしまっていることでしょう。

さみしいという気持ちを誰にも打ち明けられない、どう伝えていいかわからないということが、問題をより深刻にしていることがしばしばあります。

「わたしはさみしい」と他人におおっぴらにいうことは、恥ずかしいことだという刷り込みもあるのかもしれません。

「さみしい」といえば、心の弱さを吐露するようなもので、そうして他人の関心を引いたりするような「イタイ人」とみられかねない。承認欲求の塊のように思われるのは嫌だ。だから、さみしいという感情は、自分で解消すべきという風潮になってしまうのかもしれません。

「さみしいけれど、それは自分の勝手な感情なのだから、誰かを巻き込んで迷惑をかけてはいけない」「他人の時間を、自分の気持ちの処理のために使わせるのはいいことではない」などと、つい遠慮してしまうのではないでしょうか。

なぜそう思ってしまうのかを解明するうえで、日本の家庭教育もその一因として考慮する必要があります。

日本における保護者の多くは、子どもに対し、他人に抜きん出て能力を高めることよりも、組織や共同体から外れない人になることを望んでいるということを示唆する統計があります。**「他人に迷惑をかけない人になってほしい」と願う親が、他国と比べてとても多い**のです。

周囲への配慮を欠かさないことは、長いあいだ日本人としての美徳とされてきました。
そのため、多くの日本人は、個よりも社会を優先するマインドセットを有するように育てられてきているといえます。

しかし、海外の子育てでは、「人に騙されてはいけない」「困っている人がいたら助けよう」「自分の得意なことでトップを目指せ」など、各国の文化を反映した声かけが強調されます。

子どもに対しても、「子どもは他人に迷惑をかけながら育つもの」という、そもそもの認識があるためか、誰かが自分勝手な行動を取ったり、あるいは互いに頼ったり頼られたりすることに対して寛容なことが多いようです。

内閣府が行った「小学生・中学生の意識に関する調査（平成25年度）」のなかで、保護者を対象とした「教育で重視すること」の調査結果は、次のようなものでした（複数回答）。

第1位「基礎学力をつけること（69・6％）」
第2位「友達と仲良く過ごせること（65・7％）」
第3位「礼儀・規律や心の持ち方を学ぶこと（57・9％）」
第4位「考える力や創造力・表現力をつけること（51・8％）」
第5位「音楽・芸術・スポーツや自然体験・社会体験など幅広く学ぶこと」（23・8％）
第6位「安全で安心して勉強できること」（13・8％）
第7位「希望の学校に入れる学力をつけること」（6・8％）

この調査結果を見ると、保護者は「基礎学力をつけること」と同じくらい、「友達と仲良く過ごせること」を子どもに望んでいることがわかります。

さらに、創造力や表現力を高め幅広く学び体験することよりも、友だちと仲良くすることや、礼儀・規律を守ることを重視していることが読み取れます。

ですが、わたしたちの誰もが、他人にまったく迷惑をかけずに生きていくことは不可能です。また、他人に迷惑をかけずに生きようと自分を厳しく律すると、他人に迷惑をかける人に対しても、向ける視線は厳しいものになります。「自分は我慢をしているのに、この人はなんだ！」という気になるのです。

いうまでもなく、わざわざ人に迷惑をかけるような行動を取るのはナンセンスですが、**さみしいと打ち明けることが迷惑をかけることだという思い込みは、再考の余地がある**のではないかと思います。

さみしいということを、信頼できる人に打ち明けるだけで救われることがあるかもしれません。身近に打ち明けられる人がいないなら、SNSで気持ちを発信してみたり、ラジオやWEBなどのメディアにメッセージを投稿してみる、あるいは信頼できるプロのカウンセラーに相談したりすることも一案です。

「さみしさにひとりで耐えることが美徳」と考えるのは、わたしは違うと思います。

第4章で詳しく解説しますが、さみしさは非常に強い感情であり、長時間抱え込んでいると、心身に様々な悪影響を及ぼすこともあります。

そして本当に心が弱ってしまうと、悪意を持った人が寄ってきやすくなり、騙されやすくなるという弊害もあります。

さみしさで心が完全に弱まってしまう前に、日頃から、頼ったり頼られたりしながら、「お互い様」と言い合える人間関係を少しずつ築いたり、ぶらりと立ち寄り気兼ねなくいろいろな話ができるような行きつけの店を探してみる、そんな工夫も必要なのかもしれません。

「迷惑をかけるな」という教えに縛られて、さみしさを解消する術を持たず、ひとりで耐えもがくことだけが、唯一の手段ではないと気づくべきなのです。

無理な友だちづくりは、さみしさを助長させる

こうして考えると、ぼっちといわれて嫌な気持ちになったり、「自分はさみしい人間なのだろうか」と思ったりしてしまうのは、学校や家庭における刷り込みの影響が意外に強いことにあらためて気づかされるのではないかと思います。

さみしいという気持ちや、その状態を望ましくないとする考え方も、一面では意味のあるものではありますが、刷り込みによる思い込みの可能性も考慮して、少し冷静にこの感情を捉えてみるのはいかがでしょうか。

友だちの有無や多寡によって、その人の価値が変わるわけではありませんし、ましてや友だちの数とは、SNSのフォロワー数でもありません。そして、友だちがたくさんいるように見える人も、誰もがさみしさを抱えるときがあるものなのです。

たったひとりだけれど、なんでも話せる親友がいる。年齢が離れていて気軽に友とは呼べないが深く濃い話ができる知人がいる。尊敬する先輩、話をよく聞いてくれる行きつけの店のオーナーがいる。

関係のあり方は様々です。数が多ければいいというものでもありませんし、人間同士の絆の強さを数値化して測れるものでもありません。もちろん、他者が口出しできるようなものでもないはずです。

ただ単に連絡先を知っているだけ、SNSでつながっているだけの友だちが何千人、何万人いても、それはただの〝友だちという記号〟であり、情報に過ぎません。

無理に友だちをつくろうとしたり、どこかのグループに属していたほうがいいからとあれこれ忖度して付き合いを広げようとしたりしても、**自分にとって本当に安心できる相手でなければ、さみしさを紛らわすことはできませんし、かえって孤独感が強まってしまう**かもしれないのです。人間関係がうまくいかないと、「わたしは友だちをつくれないダメな人なのか？」とまた思い込んでしまって、悪循環に陥ってしまうということにもつながります。

人一倍他人に気を遣い、言葉や態度を他人に合わせようと真面目に努力する人ならなおさら、なかなか思うように人間関係を築くことができず、傷ついてしまうということもあるでしょう。

そうなるのは、その人が悪いのではなく、相手が自分に合う人ではなかった、というだけなのです。単に相性がよくないということもあるでしょうし、タイミングがよくなかっただけということもよくあります。

そこを取り違えてしまうと、「わたしは必要とされていないの？」「わたしはひとりになってしまうの？」と自分を追い込むようになります。冷静さを失って過剰に自分を追い込むのは、得策ではありません。

すぐに友だちをつくれなくても、じっくりと時間をかけて自分に必要な関係性を大切にすればそれでいいのです。友だちがいないといけないという刷り込みから無理に友だちをつくろうとして、さらにさみしさを感じる場面を増やしてしまうこともあるのです。

「友だち」の意味を辞書で調べると、おおよそ、「気心が知れて、気が合って、対等に交流できる人」といった説明になるようです。

つまり、お互いの気持ちを理解し合えて、価値観も近い、あるいは同じで、お互いに上下がない関係となります。

「理解」「共感」「対等」という、この3つの条件を満たす人は、そうやすやすと、そんなにたくさん見つかるものではないのですから、むしろ友だちの数が多過ぎる人のほうが逆に怖い存在かもしれませんよ。

第3章

脳や心の発達とさみしさの関係

わたしたちの脳や心は石器時代から変わっていない

ここからは人の一生のなかで、誕生から成長するにつれて、さみしいという感情がどのように湧き起こり、影響を与えていくのかを見ていきます。

まずその前段として、人類は、いつからさみしいという感情を持つようになったのか考えていきましょう。

ホモサピエンスにはじまり何十万年にもわたる人類の歴史では、そのほとんどの期間、石器を用いて狩猟をして食料を得ていたと考えられています。

そしてこの期間に、厳しい自然と対峙していくための機構として、人類特有の「複雑な社会性」が形成されました。

農耕がはじまり、食料に余剰ができ、社会がつくられ、それらが個々の認知構造に様々な影響を与えることになる文明が生まれるのは、いまからおよそ5000年前です。人類の長い歴史からすれば、ごく最近の出来事であるといえます。

生物の進化は、長い時間をかけて徐々に起こるものです。人類は、心が進化的な変容を経験するほど十分に長い文明の期間を生きているとは、まだいいにくいでしょう。

人類は、いまなお、石器と狩猟で生きていた時代と脳も心もほとんど変わっておらず、生活環境だけが先に激変してしまったのです。

その時代の人類は、現代から見れば、ささいなことで命を落としかねない環境で生きていました。死はとても身近なもので、ちょっとしたきっかけで立ち上がるさみしさや不安、恐怖に敏感に反応して、それに対処し得た者だけが生き延びられた時代です。

現代の人間が持つ心のメカニズムもほぼその頃のままとすれば、**さみしさや不安、恐怖に敏感に反応し、陥りやすいのは、むしろ生存適応的**だというのが進化心理学の考え方です。

さみしさのはじまりは生後3カ月から

生まれたばかりの赤ちゃんには、「快」「不快」の感覚しかありません。しかし、成長するにつれて喜怒哀楽といった複雑な感情が少しずつ増えていきます。

さみしいという感情は、生後3カ月頃から生じると考えられています。特定の相手（主に母親）のそばにいると赤ちゃんは安心しますが、その人の姿が見えないと激しく泣いてしまったり、姿が見えていても泣いて抱っこをせがんだりするようになります。

この場合も、さみしいという感情がセキュリティとして反応しているといえます。というのも、人間の赤ちゃんは、ほかの動物と比較してかなり未熟な状態で生まれるからです。

ほかの動物は、生まれて間もなくすると自分の足で立ち上がり、自分から母親のところへ行って母乳をもらうことができます。

けれども人間の赤ちゃんは、立ち上がることすらできません。24時間、大人からしっかりと世話を受けなければ生存することは不可能です。

そのため赤ちゃんは、自分を安全に守ってくれる大人がそばにいないと察すると、大きな声で泣いて助けを求めるのです。

赤ちゃんにとってさみしさを感じる状態は、「誰も助けてくれない状態」、つまり「死」に直結するので、その意味でもさみしいという感情は、生存にとって必要だと考えられます。

「そばにいてほしい！」と泣いてアピールできる子のほうが、生き延びる確率が高くなるからです。

鳥のヒナでも、大声を出して大きくアピールするヒナのほうが餌をたくさん貰うことができて、結果として大きく丈夫に育つのも同じ理由です。

「人見知り」も生き延びるための反応だった

6カ月を過ぎると、それまでは母親や父親以外の人が抱っこしても平気だったのに、泣いて嫌がる子が増えてきます。

次第に「後追い」という行動も強くなるため、四六時中抱っこしていなければならず、この時期にストレスを感じてしまう親は多いかもしれません。

また、「人見知り」もはじまります。ただ集団のなかにいるだけではセキュリティにならないという状態を敏感に察知し、不安になると、さみしいという感情が生じてしまいます。

人見知りというのは、自分を守ってくれる人と、守ってくれない人を感じわけている行為なのです。

周囲の大人は手を焼いてしまうでしょうが、よく泣き、自分を守ってくれる人と一緒にいたい気持ちが強い子どものほうが、結果的に安全に過ごせる可能性が高まります。

もしも、さみしさを感じずに泣かない赤ちゃんがいるとしたら、その子は手がかからない一方で、危険にさらされやすいということがいえるでしょう。

赤ちゃんが抱っこやおんぶで泣き止むわけ

泣いている赤ちゃんを抱っこやおんぶをして歩いたり、ベビーカーに乗せて動かしたりすると泣き止むという経験は、子育てを実際にしていた人に限らず、多くの人が経験していることだと思います。

ある研究で、親が赤ちゃんを抱っこして歩くと、泣く量が減っておとなしくなることもわかっています。

これは、「輸送反応」という現象です。

この輸送反応は、人だけでなく、ほかの哺乳類動物でもみられるものです。

野生動物の場合、外敵が襲ってくるなどの危険な状況を感知したときに、子どもを口にくわえたり、背中に乗せたりして運ぶことがあります。

そのとき、子どもは騒がずに静かにしていたほうが、外敵に気づかれず安全でいることができます。そこで**外敵から身を守るために、本能的に声を出さず、親が運びやすいようにしている**と考えられています。


ちなみに、育児中の母親は、夜中に赤ちゃんがお腹を空かせて泣き出すとパッと目覚めることができます。

これは、母親には母乳を与えるという本能が備わっており、脳が赤ちゃんの泣き声に素早く反応するようにできているからです。

しかし、父親にはそうした機能が備わっていません。そのため、赤ちゃんの泣き声に脳がすぐに反応できず、なかなか起きることができないのです。

「わたしはどんなに眠くても起きて赤ちゃんの世話をしているのに、うちの夫ときたらぐっすり寝ている……」と不満を抱える女性もいるかもしれませんが、これは脳が持つ機能の違いからくるものです。

寝ている男性の耳には、赤ちゃんの泣き声が入ってきづらいだけで、無責任なわけではないのです。

1歳半までに「ソロ好き」人格は決まる

さみしいと感じやすい人と感じにくい人の違いには、生まれつきの遺伝的要素と後天的な要素のどちらもが関係しています。

後天的に育まれる要素は、生まれてから1歳半くらいまでに決まるといわれています。

1歳半までの時期に、抱っこなどのスキンシップを多く取ると、赤ちゃんの体内で、第2章でも述べた「愛情ホルモン」であるオキシトシンの分泌が高まります。このオキシトシンが脳で作用すると、自分の近くにいる個体に愛着を感じるようになります。オキシトシンは、赤ちゃんの情緒を安定させ、親子の愛着関係を強くするために重要な役割を果たします。

このオキシトシンの分泌上昇と合わせて大事なのが、赤ちゃんの脳に起こる成長です。

赤ちゃんの脳では、生後6カ月から1年にかけて、シナプス（神経細胞をつなぐ接合部）、レセプター（受容体）といった脳内物質をやり取りするための仕組みが増大することがわかっています。

つまり、周囲から情報を得て、オキシトシンなどの脳内物質をやり取りする脳の仕組みがこの時期に著しく成長するわけです。

このような時期に適切な愛着関係が築けていなければ、脳内物質をやり取りす

る仕組みがうまくできあがらず、「誰かがそばにいることを好まない」構造にな
ります。
あるいは逆に、過剰に誰かに近づこうとして無理を重ねたり、ぎこちなくなっ
たりして、適切な人間関係を築けないことにもなります。

抱っこやスキンシップによるオキシトシンの上昇は、血のつながった親子でな
くても起こるため、この時期に、親や養育者とのあいだで親密な関係を得ること
で、他人とのかかわりにおける基本的人格を形成します。
そして、その後の人生で、社会的なストレスに対してどのように反応する大人
に成長するのかが決まると指摘されています。

それをあきらかにしたのが、イギリスの精神科医であるジョン・ボウルビィや
アメリカの発達心理学者であるメアリ・エインスワースらによって提唱された、

「愛着理論」です。

ひとりでいることへのストレス耐性ができあがるのも、1歳半までのこの時期だとされます。

仮に、孤独でいるときのストレスの感じ方をA、集団でいるときのストレスの感じ方をBとします。

A　孤独がストレス

B　集団がストレス

ここでは、孤独を嫌う人はストレスAのほうが大きく、集団でいることを嫌う人はストレスBのほうが大きいとされます。

どちらのストレスが大きいかは、オキシトシンの作用によるものと考えられており、オキシトシンのレセプターが形成される生後6カ月〜1歳半がとても大事な時期になるということです。

ボウルビィが満1歳児で実験したところ、いくつかのタイプにわかれることがわかりました。

①母親と引き離しても泣かず、母親に再会しても母親に対して無関心な赤ちゃん。このタイプは「回避型」といわれ、脳科学的にはオキシトシンのレセプターの密度が低く、他人への関心が薄いとされる。孤独を好むストレスBのタイプ。

②母親と離されると泣き、再会するとホッとして母親に抱きつく「安定型」。約60％の人がこのタイプとされる。

③母親と離されると激しく泣いて混乱し、再会してもなお激しく泣いて「どうしていなくなったんだ！」と訴える「不安型」。ストレスAのほうを強く感じるタイプとされる。このタイプは常に誰かを必要とし、相手の愛を確かめようとしたり、裏切りを許さなかったりする。

④回避型と不安型を行ったり来たりする、「混乱型」。

生後6カ月〜1歳半のレセプターの密度で決まったタイプは、90％の確率で生涯変わらないといわれます。

ということは、逆に考えると、残りの10％は変えられるということを意味します。

個人の例で恐縮ですが、わたしはもともと①の「回避型」で、ひとりでいる時間を必要とするタイプではありますが、もう少し人を信頼するようにしようと意識し、ひとりの信頼できる人（夫です）に出会えて、次第にほかの人も信頼できるようになりました。

話を戻すと、様々な事情によって致し方がないことも多いのですが、**1歳半くらいまでの養育者との関係によって、その後の人生における他人との付き合い方が異なってくる**ということです。

ただ、これは決して悪いことだけではありません。タイプとして他人とともに過ごすことが得意でない人もいますし、ひとりが向いているという人もいます。遺伝的な理由もあれば、後天的に育まれる要素もあるということです。

例えば、夫や妻、恋人などとうまく距離感が取れず悩んでしまうというケース。それは、あなたとほかの人とでは、1歳半くらいまでの養育者との関係性、心理的距離感がそれぞれ違うため、互いに心地いいと感じる距離感に違いがあるからかもしれません。

いつも母親が一緒にいて、たくさんスキンシップを取りながら育った人は、恋人や配偶者に対しても近づきたいと思い、相手のことをよく知りたいし、互いの気持ちを共有したいと考えます。

しかし、両親が忙しくてあまり相手にしてもらえないまま育った人は、相手と少し距離を置いている状態がちょうどいいのです。

互いの気持ちを共有できない理由や、心地いいと感じる距離感が異なる理由には、こうした背景があることを覚えておきましょう。

どうすれば互いの心の距離感をちょうどいい状態に保てるのかについては、第5章で解説します。

「イヤイヤ期」は自立心とさみしさの葛藤

2歳〜3歳頃は、次第に自我が芽生え、「イヤイヤ期」と呼ばれる時期に入ります。なんでもイヤイヤと拒絶したり、少しでも納得できないことがあると激しく泣いたりして、自分の気持ちをアピールします。

こうして子どもは少しずつ母親と分離し自立していくのですが、まだ自分で自分を守ることができないので、そばにいてほしいという気持ちは強く、やはり抱っこなどのスキンシップによって安心させてほしい気持ちもある、微妙な時期です。

赤ちゃんの頃からずっとお気に入りのタオルを手放せないという子どもがいま

す。いつも同じタオルや人形を握っていないと、不安になってしまうというような子どもです。

この現象を、発達心理学では「移行対象」と呼んでいます。母親から自立していく過程で現れる現象で、子どものさみしさを和らげることにも役立っているとされ、ここにもオキシトシンがかかわっていると考えられます。

タオルやふわふわしたぬいぐるみなど肌触りがいいものを触っていると、オキシトシンが生成され、ストレス軽減につながる可能性があることがわかっています。肌触りがいいものは単に心地いいだけでなく、実際に安心感や癒やしを提供しているというわけです。

ずっと同じタオルを手放さないため心配になる親御さんもいるかと思います

が、これもまた成長過程におけるひとつの現象です。いずれは必ず卒業するので、無理にやめさせる必要はないでしょう。

「赤ちゃん返り」は危機感の表れ

幼児期に弟や妹などのきょうだいが増えると、その年齢ならではの微妙な感情を経験します。

それは、弟や妹が生まれて嬉しい気持ちがある反面、さみしいという感情も同時に抱えてしまうときです。

このさみしさは、自分だけを見ていた母親や父親を弟や妹に取られてしまい、これまでのように構ってもらえないことが原因となるものです。泣いたり暴れたりするだけでなく、いたずらをして気を引こうとしたり、なかには赤ちゃん返りをしたりする子どももいます。

そこには、単なるさみしさにとどまらない、子どもなりの「不条理感」や「恐怖感」を抱くことが要因として考えられます。

人間は不条理なことをされたり、危険を感じたりすると、脳の新皮質《しんひしつ》、前帯状《ぜんたいじょう》皮質《ひしつ》が刺激を受け、ノルアドレナリンが分泌されます。このとき脳は興奮状態になり、攻撃的になってしまいます。

またこのとき同時に、不安・恐怖を司る扁桃体《へんとうたい》という部位も反応しています。そのため、相手に対して不快さを感じます。

そこで突然キレたり、大好きなはずの弟や妹に対し、憎らしさを感じたりしてしまうのです。

彼ら彼女らは、**「大人に構ってもらえない＝危険なこと」であることを、子どもながらに知っている**のです。

きっと、自分が期待する「ヘルプ」を、「この大人にはもう求められないのではないか」という恐怖感を覚えるのでしょう。

簡単にいえば、一番助けてほしい人に、素直に助けを求められない状態がつらいわけです。

「お兄ちゃん、お姉ちゃんであるから、赤ちゃんよりもえらい」という構造的な優位性を認知することで自分をなだめるのは、まだ難しい時期ですから、それは仕方のないことといえるかもしれません。

逆に、「お兄ちゃんだから」「お姉ちゃんだから」という言葉が、とてもつらく感じられる局面もあるでしょう。

これは、「お兄ちゃん」「お姉ちゃん」であることで、大人からの助けが、まず下の子に向かうことになり、自分が困ったときに助けてもらえないという危機を感じている状態です。子どもは、「庇護者となる個体＝大人」がそばにいる状態のほうが、生き延びるために有利であるということを感知しているということです。

たとえ小さい子どもであっても、生き延びようとする機能のひとつとしてのさみしさを持っているということが、このことからも示唆されます。

児童期の子を持つ親が感じるさみしさ

幼児期から児童期、そこから小学校に上がるにつれ、子どもたちは友だちとの交流が活発になります。

幼児期にはただ一緒に遊ぶだけだった集団が、目的や価値を共有する仲間になり、そうした仲間との絆を家族の絆よりも優先することも出てくる時期です。友だちと交わした約束や、共有する秘密を守るために、親や養育者に嘘をつくことも珍しくありません。

親や養育者が「嘘はつかないでね」と教えても、子どもは仲間とのあいだに距離が生まれることにさみしさを感じ、仲間との絆を優先することが増えていきます。すると、子どもと親・養育者とのあいだで噛み合わないコミュニケーションが生まれます。

親や養育者が、子どもに嘘をつかれると苛立つのは、本当のことを把握しておかないと、肝心な場面で子どもを守ることができないので困るという事情もあるでしょう。

しかし、それとは別に、子どもが自分の手の届かないところにいってしまうのではないかという不安やさみしさがあるはずです。

危ないことをするのではないかという危機感と、自分の子どもを守らなければならないという使命感、そして、自分の思いどおりにならないことで、自分の一部のように感じていた子どもの存在が、次第に自分から離れていくことのさみしさが、いちどきに襲いかかってくるようなこともあります。

けれども、少し冷静になってこの感情を見つめ直してみましょう。これら親子それぞれにあるさみしさにも意味があります。

親にとって、子どもに訪れるかもしれない危険を排除し子どもを守ることは、種を保存するうえで重要なことです。

そして子どもが家族とのあいだではなく、仲間とのあいだにさみしさを感じるということは、**家族以外の場所で集団を築き、社会的な機能を果たしていくうえで大事な感覚が育っているという証拠**でもあるのです。

思春期に孤独感が強くなる理由

小学校の高学年から中学生になると思春期に入り、第二次性徴もはじまります。するとさらに、さみしさの感情は複雑になっていきます。

例えば、好きな人ができて、その好きな人から自分を見てもらえないさみしさを体感したりするのもこのタイミングでしょう。

この時期は、脳の発達段階においても前頭前野《ぜんとうぜんや》が育ち、自我がますます発達していきます。それまでは、まるで霧のなかにいるようにぼんやりしていた自我に、しっかりと輪郭が出てきて、「自分とは何者か」といったことを考えるようになるのです。

そんな時期に、「自分のことを認めてほしい相手」から自分を認めてもらえないのは、大きなショックであることでしょう。

その意味では、さみしさをより強く抱く時期といえそうです。


また、学校では、限られた空間のなかで集団に合わせることを強く意識させられる場面が多くなります。

集団という意味では、いじめや排除行動も激しくなる時期。これは、逆説的かもしれませんが、向社会的な性質が生み出してしまうネガティブな現象のひとつと捉えることができるのです。

仲間を強く意識するようになると、その仲間とのあいだにあるルールに従い、みんなと同じように振る舞うことも求められます。その集団にいることが心地よければよいほど、仲間外れにされるという感覚は一層おそろしいものとなります。その一連の流れから、孤独になることへの忌避感、同調圧力というものがより意識され、刷り込みも強くなってくる時期でもあるでしょう。
前述したように、「**ひとりでいる＝ダメな人」とみなされるか、もしくはその感覚を自分自身で強くしてしまう時期**でもあります。

近年ではコロナ禍で黙食が課せられ、ひとりで給食やお弁当を食べることが日常の風景になったこともありましたが、数年前まではひとりで給食やお弁当を食べることが恥ずかしいこととされ、その姿を誰にも見られないようにするために、トイレで昼食を食べる「便所飯」も話題となりました。

集団の存在がもとになって起こるさみしさは、ほかにもあります。例えば、オンラインのものでは、LINEなどSNSやメッセンジャーアプリにおけるグループに入らないと仲間外れになってしまったり、自分だけブロックされてしまったりというじめもあります。誰かとつながっていないことへのさみしさに振り回されてしまうことが増えてもきます。

友だちの数が多い人が勝ち組で、少ない人は負け組という短絡的な見方も生まれやすくなります。子どもたちにとっては非常に難しい年代です。

特に最近は、SNSの普及で友だちの数が可視化されてしまうので、「友だちが少ない人はさみしい人」と決めつけられる場面も増えてきているようです。

仮にSNS上の友だちの数が多いことで心の安定が得られたとしても、それは、いつ無くなるかわからないかりそめのもの。本質的に楽しめていない、癒やされていない、理解されていないという状態を感じると、「わたしには本当の仲間がいないのではないか?」と一気にさみしさが襲いかかってくるように感じてしまうこともあるのでやっかいです。

SNSなどのグループにどれだけ多く属しているかや、フォロワーの数といったデジタルのものだけでなく、「なんでも話せる本当の友だち」がいないことでさみしさを感じる人もいます。
一筋縄ではいかない複雑な年頃だといえるでしょう。

未成年者の脳は不安を感じやすい

中学生から高校生にかけて、10代の思春期は不安感情がより高まる時期です。脳には不安感情の回路があるのですが、この時期にその回路がもっとも強く働いてしまうからです。

まだ発達しきっていない未成年者の脳は、大人に比べるとストレスに弱く、さみしさや不安を感じやすいのです。大人になり脳が十分に発達すると、「そんなに不安に思わなくても大丈夫」とブレーキの役割を担う機構が育ってきますが、思春期には、その機構が未完成のため、むしろアクセルとなって働いてしまうことがわかっています。

さみしさを感じたときに、よりさみしくなる方向に働くので危険な時期ともいえます。

そのため、この世代の子どもたちは、友だちとケンカしたり、単純に友だちが少なかったりするだけで、「世の中で自分だけが孤立している」「自分は世界から拒絶されている」などといった、認知のゆがみからくるさみしさによる苦しみを感じてしまいがちです。

この年齢の子どもを育てたりかかわったりする必要のある大人は、子どもたちは大人がもう感じることのないようなさみしさや不安を抱え、ひどく悩んでしまうことがあることを理解しておくといいと思います。

また、思春期に達した若者は、自分を対象化し、「他人からどうみられているのか」を気にするようになっていきます。このとき、他人と比較して、自分のほうが優れていると考えるよりも、自分のほうが劣っていると感じてしまうことのほうが多いのが実情です。

自分の性格、行動、成績、容姿など、自分のなかに欠点を見つけたり、人と比べて劣等感を抱えたりして、他人よりも不足しているものを見つけてさみしさを感じているのが、10代です。

「自分のここが嫌い、よくない」とネガティブな認知をすると、それがあっという間に膨らんでしまい、自分に対する嫌悪が大きくなってしまいます。

この年頃のさみしさの奥には、往々にして自己嫌悪が潜んでいます。

●本書へのご意見・ご感想をお聞かせください。

ご協力ありがとうございました。

郵便はがき

切手を
お貼りください

105-0003

（受取人）
東京都港区西新橋2-23-1
3東洋海事ビル
（株）アスコム

人は、なぜ
さみしさに苦しむのか?

読者　係

本書をお買いあげ頂き、誠にありがとうございました。お手数ですが、今後の出版の参考のため各項目にご記入のうえ、弊社までご返送ください。

お名前	男・女	才
ご住所　〒		
Tel	E-mail	
この本の満足度は何％ですか？		％
今後、著者や新刊に関する情報、新企画へのアンケート、セミナーのご案内などを郵送または eメールにて送付させていただいてもよろしいでしょうか？ □はい　□いいえ		

返送いただいた方の中から**抽選で3名**の方に
図書カード3000円分をプレゼントさせていただきます。

当選の発表はプレゼント商品の発送をもって代えさせていただきます。
※ご記入いただいた個人情報はプレゼントの発送以外に利用することはありません。
※本書へのご意見・ご感想およびその要旨に関しては、本書の広告などに文面を掲載させていただく場合がございます。

なぜ思春期に「自己嫌悪」が強くなるのか

思春期の子どもの自己嫌悪が激しくなりがちなのは、この年代の子どもの脳が、大人の脳とは違い不安を強く持つタイプの脳であるからです。

子どもの脳は大人と比べて成熟しておらず、感情の処理が上手にできません。大人と比べると、だいたい8割くらいの完成度といえるでしょうか。

脳のなかでも、自分の行動に抑制をかけたり、将来のために計画を立てたり、集中するといった役割を持つ、前頭前皮質《ぜんとうぜんひしつ》がもっとも遅くできあがります。前頭前皮質がしっかりできあがるのは30歳前後といわれるので、10代はもちろんのこと、20代になっても、脳はまだまだ発展途上の状態です。

このように前頭前皮質が十分に発達していないため、他人と自分とを比較し、「自分だけが劣っているのではないか」「自分はみんなから取り残されるのではないか」と不安を感じたときに、その感情を冷静に処理して、合理的な判断をすることが難しいというわけです。

さみしさは人間としての成長を促す

思春期を過ぎても、程度の差こそあるものの、ほとんどの若者は自己嫌悪を抱えて生きています。自己嫌悪を抱くのが、若い脳の特徴であるといえるかもしれません。

自分のことを過剰に気にして、「どうして自分はこんなにできないのだろう」

「どうして自分はこんな顔をしているのだろう」などと、うつうつとした感情を持ってしまいます。

周囲の人が「そんなに気にしなくてもいいよ」といっても、自分の姿を客観的に把握したり、感情を処理したりすることがうまくできません。わずかな失敗を「人生の終わりだ……」と大袈裟に捉えたり、他人と比べて劣っていると卑下したりしてしまうのです。

ですから、自信があるように見える若者であっても、実は精神は不安定で動揺しがちな傾向にあるといえます。

大人が励まそうとしても、自分に対する評価が低いため、大人のなにげない言葉で傷ついて、深く落ち込み、反抗的な態度を取ることもあります。

しかし、若者がさみしさを強く感じ、自己嫌悪に陥るのは、成長するためには意味があることで、これは人間にとって大事な仕組みでもあるのです。

「こんな自分が嫌だ」「憧れのあの人のようになりたい、いつか追い越したい」という気持ちが高まることで、新しいスキルを身につけようとする動機が強くなり、学習速度も上がります。

脳が感じるさみしさによって、生存のために「他人より劣っていると思い込んでいる部分」を克服し、「もっと成長したい！」と願って、能力を身につけるために努力するようになります。

つまり、**さみしさが、ひとりの人間としての成長に向かわせる**ということです。本人はつらい時期かもしれませんが、そのつらい気持ちと抱き合わせのようにして、自分の力を伸ばす原動力も持っているのだということを、ぜひ知っておいていただきたいです。

一方、あまりにもさみしさを強く感じ過ぎるため、本人がそのつらさに耐えきれず、衝動的な行動に向かってしまう危うさがあるのも若者が持つ特徴です。

子どもや若者のほうが、大人よりもずっとストレスに弱いのです。

可能であれば、**いま感じているさみしさは一生続くものではなく、成長するための要素なのだということを、きちんと伝えてあげる**ことも必要だと思います。

「いまあなたが感じているさみしさは、脳のなかに不安の回路が残っているから強く感じてしまうのであり、若さが理由で生じてしまう感情なんだ」

「自分を嫌うことによってこそ向上できる能力がある。だから、その感情は成長の芽のようなものなんだよ。しかも30歳を超えれば、これほど強くは感じられなくなってしまう感情なのだから、いまはその感情を大事にしよう」

そういってあげられる人が、そばにいるといいなと思います。

大事なのは、若者たち自身が、脳にはさみしさを敏感に感じ取る性質があり、その感情が人間の行動や進歩の大きな動因になっていることを理解することです。

集団をつくり、そのなかで生きることを覚える時期だからこそ、さみしさの仕組みを知ることが大事なのです。

人生の岐路に立つさみしさ

18歳になり成人となる頃には、そろそろ思春期も卒業です。それから前頭前皮質がしっかり発達する30歳くらいまでのおよそ10年間は、脳が未熟さを残しつつも、社会とのかかわりのなかでより成熟し、完成されていく時期です。

高校を卒業し、クラスメートや仲間はそれぞれの道へと歩き出します。進学や就職、さらには結婚など、様々なライフステージを経るなかで、さみしさを感じることも多くなります。


みんなと会える機会が少なくなった。

みんなとなんとなく話が合わなくなった。

みんなと共有できる世界がなくなった。


高校までは、クラスも一緒、部活も一緒、登下校も一緒で、家族よりも友だちと会っている時間のほうが長いということもあるでしょう。

ところが、高校を卒業したとたん、会う時間や話す時間が劇的に少なくなり、それぞれが違う世界で生きるようになって、共有できる経験も話題も少なくなっていきます。

離れた大学に進学して会えない、お互い就職したけれど職種が違っていて話すことが変わってきた……。そんな経験は誰にでもあることでしょう。

わたし自身も、そのようなさみしさを感じた経験があります。

大学の博士課程のときのこと。修士課程の時代は、同学年の友だちとは、やりとりも頻繁にあり楽しかったのですが、博士課程になると環境ががらりと変わってしまったのです。

みんなそれぞれが自分の専門分野に没入していき、自分の研究について理解してくれるのは指導教官だけという状況になって、話があまり合わなくなっていきました。

また、実験に追われて生活スタイルも変わるため、そもそも友だちと会う時間もめっきり少なくなります。

「ああ、こうやって友だちっていなくなってしまうのだな」「ひとりになるってこういうことなのだな」と感じたことをよく覚えています。

「平凡な人生」に対するものの足りなさが、さみしさを生む？

前頭前皮質の発達が落ち着く30歳くらいの年齢になると、不安を助長する感情の回路は、逆に不安を抑える方向に働き出します。

多少の失敗ではあまり動揺しないようにもなっていきます。それこそ大好きだった恋人にふられても、「また新しい恋人をつくればいいや」といった、心の切り替えもだんだんとできるようになることでしょう（もちろん個人差はありますが）。

仲間や友だちと距離ができてしまっても、また別の仲間や友だちができることが経験からもわかってきます。より若い頃と比べると、さみしさのコントロールが上手にできるようになってくるのです。

仮に4年制の大学を卒業した人なら、就職して数年が経ち、そろそろ仕事に慣れてきた、という年頃でしょうか。

ただ一方で、別のさみしさが姿を現してきます。前頭前皮質の発達により、より長期的な視点でものごとをみられるようになってくるので、自分の現在だけでなく、未来のことがより気がかりになってきます。現状にこれという不満はないのに、なにかもの足りないさみしさを感じることが増えるでしょう。

俳優の故・樹木希林《ききき りん》さんは、内田裕也《うちだゆうや》さんと結婚する前に一度離婚をされていいます。そのときの離婚の理由を「幸せ過ぎたから」とおっしゃっていたといいます。

「この幸せのなかにいたら、これ以上チャレンジできなくなるのではないか」

そう考えて、それによって失われるかもしれない未来の可能性を想像なさったのかもしれません。

そして、このままでは変わらない未来に対する危機感、チャレンジすることで得られるかもしれない新しい未来のために、あえて結婚生活を解消することを選んだのでは、と考えることもできるのではないかと思うのです。

25歳〜35歳といった年齢の人を見ていると、条件のいい大手企業を辞めてベンチャーを起業したり、恋人と別れて外国へ行ったりするような思いきった行動に出る人が増えてきます。

いま現在は幸せだとしても、このままなにも変わらない生活を続けていたら、行動に移さなかったことで失われる未来があるかもしれない。また、自分の人生は、なにごともなくこのまま平々凡々と終わってしまうかもしれない。そういった**失われる予感によって、本能的に感じさせられてしまうさみしさがある**のではないでしょうか。

これは、脳が報酬系の神経物質であるドーパミンの快感を欲しているからかもしれません。ドーパミンとは、脳のなかで分泌される神経伝達物質で、頑張って結果を出したときの達成感や、満足感をもたらす作用があるため、「報酬系ホルモン」ともいわれます。

この年代は、社会的報酬（他者から認められることで喜びを感じるシステム）や、「自分はできる！」と信じられる、いわゆる自己効力感を必要とする時期です。承認欲求が強まる時代といえるかもしれません。

自分がどんなことに対して影響を与えられるのか、確認せずにはいられなくなってしまうのです。自分が存在する理由を探し、安定していても発展性がない状態にあることや、なににもコミットしていないと感じることがストレスになってしまう。

ただ、もう少し年齢を重ねると、ドーパミンで興奮すること自体に疲れてしまい、平穏な生活もいいものだなと思うようになっていきます。

「新奇探索性」がさみしさを力に変える

年代に関係なく、言語化しにくい、もやもやしたさみしさを力に転換して新しいことにチャレンジしていくということが、人生の局面で起こることがあります。

これを後押しするのは、人によって強さに差はありますが、人類すべてに備わった性質で、「**新奇探索性**《しんきたんさくせい》」と呼ばれています。

新奇探索性の強い人は、**リスクを冒してでもなにかにチャレンジしようとし、現状に満足せず、あえて厳しい環境へ、刺激を求めるかのように飛び込んでいかずにはいられない**という特徴を持ちます。

ただ、新しいことへのチャレンジには危険もあり、ストレスもかかります。妥協して現状維持をすればいいという人もいるかもしれません。

しかし、わたしたちは本来そういう種族ではないのです。妥協や現状維持を選択する種族であれば、我々人類は、安定したひとつの場所から動けなかったはずです。

これは、「なぜ人類が様々な地域で繁栄してきたのか」という歴史にもつながる話です。

人類は、ほかの霊長類に比べると新奇探索性が強いという見方があります。流行に敏感だったり、新しいものが好きだったり、旅が好きだったりという性質は、新奇探索性によるものです。

そして、新しいものごとにチャレンジした結果、成功を得られるとドーパミンが分泌され、快感を得られるわけです。

「チャレンジの先には成功がある」

このことを、ドーパミンがもたらす快感というかたちで、埋め込まれた知として持っているのが人類といえるでしょう。


目先を変える、気分転換をするといった日常のちょっとした行為にも、新奇探索性の一面が表れているといえます。ドーパミンの快感を得たいという人類の性向は、あらゆる行動の動機になり得るものです。

ただ、新奇探索性に優れた人類ですが、前頭前皮質の発達によって、理性的に先の展開を予測し、リスクを想定してそれに対処する力も高いといえます。

人間は、いま現在をよりネガティブに捉える傾向も同時に備えています。ダブルバインド（ふたつの矛盾したメッセージを同時に受けること）に悩まされることになりますが、これは悪いことばかりではありません。迷いがあることは、そのまま選択の幅の広さであり、柔軟性のある対応のできる能力そのものだからです。

リスクを想定し、よりネガティブに捉えるという傾向は、思春期からすでにみられるものです。だからこそ勤勉にもなり、結果を出そうとするともいえるのですが、本人にとっては、未来のリスクを感じながら、なおかつ、「現実のネガティブな感情＝さみしさを感じながら過ごす」ことはかなりの苦行でもあるでしょう。

しかし、25歳〜35歳という、前頭前皮質が発達を遂げる時期においては、理性が発達して情緒も安定してきます。**不安や孤独感をより冷静に捉え、さみしさがよりよい未来をつかむための原動力にもなることを、次第に理解できるようになっていきます。**

さみしさのストレスを冷静に見つめつつ、力強く対処する。その工夫のためのツールや知識、関係性を積極的に自分の人生に取り入れていくことが、この年代になると、よりできるようになり、この先を強く生きていくための財産にもなっていきます。

大人世代に必要なのは心の「安全基地」

成人する。
親から独立する。
社会人となる。

「大人」になり自立すると、親や養育者の庇護下にいた頃とは違った、様々なさみしさを感じることになります。

「大人だってさみしい」のではなく、「大人だからさみしい」ということが起

こってくるのです。

とはいえ、第2章で述べたように、そう簡単に口に出して「さみしい」とはいいにくい社会にわたしたちは生きています。

いまの時代は、子ども時代や思春期とはまた違ったさみしさを抱えながらも、他人にはさみしいことを吐露できる環境になく、さみしさを悶々と抱えながら生きている大人が相当数います。

例えば、大人になればたくさんの出会いと別れを経験します。仕事で出会い別れる人の数は、子ども時代の比ではありません。

ひとつのプロジェクトが進行しているあいだは寝食をともにするほど密に過ごしていた仲間が、それが終われば二度と会わないこともあります。

異動や転勤も普通のことですし、「みんなとはお別れか……。次の職場では、どんな人たちが待っているのだろう」、そんな期待と不安の入り混じった感情を抱くことも多いでしょう。

一つひとつの別れに対しては耐性がついて、大きなストレスは感じにくくなっていくかもしれませんが、そのこと自体が人と人との距離の遠さを感じる要素ともなっていきます。

もちろん、少なからぬ人が、恋愛でも出会いと別れを経験していくことでしょう。また、家族関係も同様です。結婚する人もいれば、離婚する人もいます。「結婚したくない」「子どもも欲しくない」などといっていた友だちがひとり、またひとりと結婚したり、子どもが産まれたりすると、おめでたいという気持ちもありながら、自分とは違うフェーズに行ってしまったようで取り残された感じがする。そんなさみしさも、大人ならではのさみしさといえるかもしれません。

現代社会では、常に追い立てられるように時間が過ぎていくため、深い人間関係を築く時間もなかなか取れず、様々な人たちとの出会いと別れを繰り返していきます。

ふと自分を見つめ直すと、心から付き合える人はいなくて、自分はひとりであることに気づいてしまう。仕方がないと思いながらも、ふと湧いてくる情動を持て余してしまうこともあるでしょう。

アメリカの心理学者メアリー・エインスワースが1982年に「安全基地」という概念を提唱しています。これは人間の愛着行動に関するもので、子は養育者との信頼関係によって、いつでも戻ってきたときには安心して迎え入れてもらえるということを知ることで、外界を探索することができる、という考え方です。

この概念は大人にも適用できると近年では考えられており、それに則るのならば、**安心してなにごとかに挑戦していけるというのは、この安全基地を持ってい**

るかどうかに掛かってくるといえます。しかしながら、現実的には、職場も家庭も、必ずしも安心できる居場所とはなっていないこともあります。

大人にとってのさみしさは、別離だけではなく、自分の限界を知ることや、それまであった能力の喪失、心の拠り所である安全基地をうまく持つことができなかったり、見つけられなかったりすることなどをとおして、折々に湧きおこってきます。

第二の思春期「ミドルエイジクライシス」とは

30代や40代は、職場の仕事にもすっかり慣れ、仕事の面白みもわかってきて、勢いが出てくる時期です。仕事では、それなりのポジションを与えられるようになり、また家庭を持ち、子どもを授かる人もいるでしょう。

仕事や育児で責任を負いながら、充実した日々を送るには事欠かない出来事の連続だと思います。

忙し過ぎて、さみしいなどとはいっていられない状況も多いはずです。けれども、この「過ぎる」状況のなかに、様々なさみしさの落とし穴があります。


あれもこれも中途半端。

疲れてしまった。

自分の時間がない。

この仕事はなんのためにしているのだろう。

早い人は**ミドルエイジクライシス**を起こす人もいます。
仕事で責任ある立場を与えられることは、相応の評価を受けているということでもあり、嬉しいことである反面、プレッシャーの重さに心が折れてしまいそうにもなるものです。また、心はまだ若いままでいても、体がだんだんと若い頃のようには動かせなくなってくるという、肉体年齢と精神年齢の乖離も経験するでしょう。

こういった要因により、これまでの人生に疑問を抱いて落ち込んでしまったり、仕事が手につかなくなってしまったりする。この状態をミドルエイジクライシスと呼びます。第二の思春期、思秋期、などと呼ぶこともあります。

脳というのは、もともとは怠け者です。とても多くのエネルギーを使うため、常に休息が必要で、いつもなんとかしてエネルギーを節約しよう、休もうとしています。

ところが、それができないほど忙しいことが続くと、脳は疲労を回復できず、働きが低下してきます。

脳が疲労すると、記憶力、判断力、集中力などの低下が起こり、感覚が鈍るといったことが起きます。ぼんやりすることも多くなり、思考はどんどんネガティブに傾いていきます。

すると、「こんなに頑張っているのに認めてもらえない」などと、承認欲求が満たされないさみしさも強くなるのです。

責任と孤独とは裏表でもあります。より高みを目指したいのに、心と体がついてこない。希望がなかなかかなわない自分の限界に対するさみしさも感じられてくるかもしれません。

社会とのかかわりのなかで、自分の立ち位置を冷静にみられるようになれば、相応の厳しさ、さみしさもまた見えてくるという年代だといえます。

「ロスジェネ世代」の諦め

ここでは、ひとりの人間の一生を縦断的に見ていくのとは別の角度から、時代の影響を色濃く受けたと考えられる世代集団について、少し見ていきたいと思います。

この世代は、2023年現在、50歳前後になっています。この時期は、能力、体力的に、人生の大きな分岐点といえるでしょう。これからは、これまで蓄積した知のリソースを活かして人生を生きていくことが求められます。

一般的な仕事でいっても、まさに働き盛りの年頃。30代の頃以上に重要なポストを任され、責任を負っている人も多いはずです。

ところが、現在の40代後半から50歳くらいの人は、就職氷河期を経てきた世代という、特有の社会的な特徴があります。

学校を卒業しても正社員になかなかなれず、非正規雇用を長く続けている。正社員になれたとしても、上の世代のようなスムーズな昇進はままならない。そんな人が多い世代なのです。

なにかと押さえつけられてきた時代を長年にわたり過ごしてきたため、パワフルな団塊世代や華やかなバブル世代という上の世代には気を遣い、なおかつ、開き直った感のある新しい時代に順応したゆとり世代以降の若者にも、気後れするような感じがするのではないでしょうか。

「ロストジェネレーション」などとも呼ばれる世代です。非正規雇用の拡大、非婚率の上昇、出生率の低下、年収の下降等々、まさに「ロスト＝喪失」による、独特の空虚さを背負わされている世代といってもいいかもしれません。

団塊世代が好んで使う言葉に「自己実現」がありますが、対照的にその子世代にあたるこの世代には、自己実現をするための機会が乏しかったといえます。

もしかしたら、親世代に遠慮して、あるいは奪われた結果の、自己実現の機会の「ロスト」であったのかもしれません。それは、この世代が産むはずだった次世代の人口の減少というかたちで、じわじわと国そのもののかたちを蝕んでもいます。

「就職」「昇進」「結婚」「子どもの誕生」というのは、それまでの日本では人生の重要な節目として、「誰もが経るもの」としての社会通念がありました。しかしながら、ロストジェネレーションにとって、もはやそうした通念は過去の遺物、もしくは上の世代ならば享受できた「ぜいたく品」になってしまった、と分析する人もいます。

仕事や組織、家族、そして自分自身に対して、かつて上の世代があたりまえに得ていたものを、自分たちは得ることができない。しかもそれは、個々人の努力ではどうにもならないという虚無を感じるときの特有のさみしさがこの世代のカラーでもあります。

運よく（この運よく、というのも意味深長かもしれません）安定的な仕事が得られ、家族を持つことができたとしても、この年代ならではのさみしさがあります。

仕事が忙しくて家族といられない。
給料が上がらない。
昇進できない。
やりたい仕事ができない。
評価が上がらない。

働き盛りの年頃だけに、さみしさの根源には、仕事にかかわること、家庭にかかわることが多いと考えられますが、そのそれぞれの背景には**「期待したものが手に入らない」という、自己効力感の低下を伴う失望感が横たわっている**ことでしょう。

しばしば、「勝ち組」「負け組」という言葉が使われてきましたが、この世代が経験してきた世相がそのまま反映されている言い回しでもあります。

同じ会社でも「出世する人・しない人」がいる。これは、努力の賜物だと思いたいけれども、運の要素も結構大きい。努力しても報われるわけではない。別の角度から見ると、就職試験に複数落ちたりなどして、不本意ながら選ぶことになった就職先でも、場合によっては勝ち組になることもあり、そういった要因による格差も無視できない水準です。学生時代の同窓会は「勝ち組」のマウント合戦のようになることもあるでしょう。友だちの顔をしていても、内心は敵同士のようで、参加する気も起きないということもあるのではないでしょうか。

親やバブル世代を見ていて、なんとなく思い描いていた40代。家族と幸せに過ごし、仕事にも満足して、心通わせる仲間たちとの交流があるはずの40代。ところが現実には、いろいろなものが自分の手からすり抜けてどこかへ消えていることに気づいてしまいます。

長く続く暗いトンネルを、どうすれば抜け出せるのかわからない。谷の底から上を見て、這い上がれないような気持ちを感じることもあるかもしれません。

「失われていくもの」に抗う50代

特に大きな疾患があるというわけではなくても、倦怠感、不眠、頭痛といった症状が、40代後半から現れることがあります。更年期症状と称され、かつては女性特有のものとみられていたこれらの症状は、男性にもみられることが現代では知られるようになりました。

また、生活習慣が原因となる心筋梗塞や脳卒中は、50代は40代のおよそ2・5倍（厚生労働省「平成29年患者調査」）にもなります。

筋力も50代から急激に低下しはじめ、五十肩、腰痛など、筋力低下に伴う症状が顕著になってきます。

加齢に伴い、40代が「心身の衰えを感じはじめる時期」なら、50代は、「心身が急激に衰える時期」といえます。ですから50代は、老いや病気について真剣に考えることを求められる世代でもあります。

「ああ、もう本当に若くはないのだ」と思い知らされ、「若さ」をはじめ、**以前はあたりまえのように持っていたものが失われるさみしさを抱えていくのが50代**といえるでしょう。

会社では、同世代のなかでもポジションが確定していきます。それを変えることは、この年代になってくると難しいというのが現在の社会状況でしょう。あとは静かに定年を迎えるか、最後にひと花咲かせるかの選択を迫られる世代でもあります。こういうときに、うまく立ち回っている同僚や成功している学生時代の友だちを見てうらやましくなったり、ときには妬ましさを感じたりしてしまうこともあるかもしれません。

そのような自身のネガティブ感情を目の当たりにすると、そのことがまたさみしさを助長するという負のスパイラルにも陥ってしまいかねません。無謀な脱サラをしてみたり、人によってはギャンブルに依存するようになったり、異性に溺れたりしてしまうという場合もあるでしょう。

現代における50代は、若者ともいえず、高齢者というにはまだ早く、そのちょうどあいだに位置しているような、いわば中途半端な年代でもあります。若者ほど元気で未来があるわけではなく、高齢者ほど丸くなってもおらず、諦観しきっているというわけでもない。「最後にもうひと頑張りできるかもしれない！」、そんなことを思って、焦りを感じる人も少なくないだろうと思います。

お子さんのある人は、子育ても一段落するタイミングであることが多いでしょう。子どもたちが独立して実家を離れていくときは、嬉しいながらもやはりさみしいもの。子離れしているつもりでも、もの悲しさを感じるでしょう。これは、

「空の巣症候群」という名で知られる現象です。子どもが自立していく機会に、養育者は自身の役割の喪失を感じて、さみしさがつのり、心身の不調として現れることがしばしばあるのです。子どもの進学、就職、結婚などを契機に起こることが多いようです。

また、50代になると、身近な人々との死出の別れに直面することも増えていきます。特に同世代の友だちや知人との死別は、現代の日本人の平均寿命からすれば、あまりに早過ぎるものです。特に強い心の痛みを伴ったさみしさを感じることにもなるでしょう。

更年期の「更」という字には、「あらたまる」「かわる」という意味がありま す。**50代は、心身ともにちょうど移行期に差し掛かり、その変化に自身の認識が追い付かず、悩ましさを感じる年頃**といえます。

役割を失っていくことによる不安と孤独感

日本の企業が終身雇用であるといわれていたのは、長らく、平均寿命の年齢より定年が上だった時代が続いたという要因が無視できません。

明治から昭和のはじめにかけて、企業で55歳定年制がはじまりました。現代では想像するのも難しい話かもしれませんが、当時の平均寿命は40代半ばから50代前半でした。定年が来る前に寿命が尽きることも多かったわけで、まさに終身雇用という言葉が文字どおり実現されていた時代でもありました。

戦後、平均寿命が延びたため、寿命と定年の逆転が起こり、1970年代になると、平均寿命が70歳を超え、定年後の「老後」が長くなってきます。

企業の定年は、1980年代に60歳、2013年に65歳（公務員は2023年4月1日から段階的に引き上げ）になりましたが、寿命ははるかに長くなっていますから、定年後をどうやって生きるかが、個人としても、社会的にも問題となっていきます。

以前は55歳、あるいは60歳が定年で、年金もしっかりありましたから、老後はつつましやかながらものんびり、といった人生があったことでしょう。

ところが、これからはそういうわけにはいきません。

年金制度は親たちの世代で限界を迎え、若い人たちのなかには、すでに年金を受け取ることを期待すらしていない人も多いようです。

「好きな趣味三昧」という老後は、ごく一部の恵まれた人に限られたものになるのかもしれません。

そんな時代を生きる60代ですが、かつて夢見たであろう老後というのは、いまははるか先の話です。定年を迎えたあと、会社から放り出されて、これからどうやって生きていけばいいのか。いまの会社に非正規として延長雇用されるか、別の働き口を探すのか――そんな不安を抱える人もいます。

一方で、心身の加齢による変化も著しくなってきますが、それを感じさせないほど元気で、気力に溢れている60代の人も数多くお見受けします。

おそらく、若い頃に比べれば体力に自信がなくなり、記憶力などの能力の衰えを意識することもあるのかもしれませんが、周囲が驚くほどエネルギッシュに、若々しく過ごしている人も多いように思います。

60代は体力や能力の衰えよりも、むしろ**役割を終えるさみしさが強くなっていく時期**でもあります。

部長ではなくなり、上司ではなくなり、会社員でもなくなる。

こうして少しずつ役割を失っていくことに、孤独を感じてしまうのです。

「まだまだやれる！」という意識と、社会から世代交代を迫られる圧とに揺さぶられ、迷いを感じることも多い時期かもしれません。

「老いのさみしさ」に潜む危険

70歳になると保険証が「高齢者」となり、75歳になると「後期高齢者」となります。病気や死が、自分自身も含めてますます身近になってくる年代です。

人生100年時代に大事なのは健康寿命で、その分岐点になるのが70代だといわれています。

東京大学が行った調査によれば、男性で70%、女性で88%の人が、70代の半ばから自立する力が衰えはじめ、なんらかのサポートが必要になってくるとしています（『東大がつくった高齢社会の教科書：長寿時代の人生設計と社会創造』東京大学出版会)。

70代になると、体の自由も徐々に利かなくなり、若い頃のようにはいろいろなことができなくなります。しかし、経験は豊富で、知識の蓄積もあり、経験や知識による理解力、考察力、適応力といった知能は若い人に比べて劣っていないどころか、むしろ優れている部分もあります。

よく、「すぐに名前を思い出せない」「頭の回転が鈍った」などといいますが、それは、あくまでも知能の一部でしかありません。

なかでも、言語性知能と呼ばれる、言葉を使って表現したり、考えたりする知能は、年を経るごとに向上していくとされます。体の活動能力は低下していくもののの、知能の活動能力はむしろ高まっていく時期といえるでしょう。

そのため、**老いの悲しみ、失われるさみしさの反動で、自分の能力や経験をひけらかし、説教したり、叱ったり、文句をいったりしがちになるということにも気をつけなくてはならないフェーズ**に入っていきます。

こういった傾向が現れてくるのには理由があり、人の精神面に大きな影響を与える神経伝達物質であるセロトニンの合成量が加齢により減少してくることで、怒りの感情を抑制することが困難になるのです。

セロトニンは、食事や日光浴でも補うことができるので、バランスの取れた食事や散歩などを心がけるのもひとつの手です。

高齢者の知識や経験、それらに裏打ちされた知能は、本来、尊敬されるべき能力ですので、ぜひとも、その能力を有意義に活かしていただきたいものです。

70代となると、死に対する不安もより現実的に、大きく感じられるようになっていく時期でもあるでしょう。

日本の平均寿命は男性で81・47歳、女性で87・57歳です(「令和3年簡易生命表」厚生労働省)。70歳を過ぎたとき、「まだ10年以上もあるのか」と思う人もいれば、「もう10年しかない」と焦りを感じる人もいることでしょう。

死が身近になり、若い人とは違って、「健やかに死ねるだろうか」「残る人に迷惑をかけたくない」「ひとりで死ぬのはさみしい」「妻に先立たれたらどうしよう」「夫よりも先には死ねない」といった具体的な死への不安が感じられるはずです。

追い打ちをかけるのが、高齢者の孤立です。これは近年、日本に限らず、世界中で懸念されている社会問題でもあります。

新型コロナウイルスに感染すると重症化するリスクが高いとされ、外出を自粛する期間が長引き、引きこもる生活を強いられて体調を崩し、無気力になってしまう高齢者が増えているといいます。

孤独であることを誰にも告げられず、「友だちはテレビだけ」という暮らしを続けている人、感染者が比較的少ない時期でも、外出する気力が湧いてこない人も増えているようです。

そのような状況で、**高齢者が地域のなかにつながりを見つけることができず、さみしさを増してしまうと、悪意のある人につけこまれ、騙されてしまうこともありたいへん危険**です。

例えば、オレオレ詐欺や還付金詐欺などの特殊詐欺の被害者は、86・6%が65歳以上の高齢者となっています（警察庁「令和4年における特殊詐欺の認知・検挙状況等について（確定値版）」より）。特にひとり暮らしの高齢者は狙われやすいといわれており、家族や地域による見守り活動の重要性が叫ばれています。

人によって感じ方が違うかもしれませんが、怖いもの知らずとして知られているような人が、「死だけは、ものすごく怖いのだ」といったことをおっしゃるのをしばしば目にします。やはり死に対する恐怖は計り知れないものだとつくづく思い知らされます。

それは、まわりの家族や友だちたちとまだずっと一緒にいたいという気持ちや、やり残したことへの後悔、それらも含めて、生命を維持したいという根源的な生への欲求といった事柄の混ざり合った、正常な反応でもあります。

さみしさに潜む危険性は次章で詳しく述べますが、もし「ひとりで死ぬことは怖い……」と思ったときは、なぜひとりで死ぬことが怖いことなのか、その恐怖やさみしさを抱えているのは自分だけなのかなどと、ネガティブな感情を少し自分から切り離して客観的に考えてみるといいでしょう。

column

「さみしいまま」では生きられない生物

人間が有性生殖をする生物であるという視点から「さみしい」という感情を解き明かしてみると、それは、孤独でいると種が保存できなくなり、望ましくない状態であるという本能からのアラートであると述べました。

有性生殖する生物であれば、必然的にどこかのタイミングで集団に属するか、パートナーを見つけて孤独であることを解消しなければなりません。

少々極端な例ですが、種を残すことが生物にとっていかに大事なことであり、そのためにどんな進化を遂げてきたのかを示してくれる生物を紹介しましょう。ヒレナガチョウチンアンコウという、深海に生息しているアンコウの仲間がいます。

深海は、光が届かないため光合成が行われず、貧栄養状態にあります。ですから、深海に生息する生物たちは、海の上のほうからほかの海洋生物の死骸などが落ちてくるのをひたすら待っています。個体数を増やすことが非常に困難な環境であり、個体密度はとても少ないといわれています。

そんな過酷な状況ですから、当然、雄と雌の出会いはそれこそ奇跡的です。

そこで雄がどんな工夫をしているかというと、雄と雌が運よく巡り合えた場合、雄は、すかさず雌の体にかじりつき融合してしまうのです。

実は雌の体は雄の約100倍と大きく、栄養も豊富に蓄えておけるので、雄は自分の内臓を分解して雌の内臓に融合し、栄養をわけてもらって生きていくわけです。

そして雄は雌の一部となり、配偶子を出し続ける「器官」として生き続けることになります。

ヒレナガチョウチンアンコウは、種を残すためなら個体でいることさえ捨ててしまうのです。環境圧があるとはいえ、個体同士を結び付ける力がこれほどまでに強力であるというのは、なかなか面白い生物ではないでしょうか。

第4章

さみしさがもたらす危険性

さみしさのストレスは健康リスクを高める

いま、孤独がわたしたちの健康に重大な悪影響を及ぼしているとされています。アメリカのブリガムヤング大学の研究によると、「社会的なつながりを持たない人」は「社会的なつながりを持つ人」に比べ、早期死亡リスクが1・5倍に上がり、この死亡リスクは1日15本の喫煙と同じで、アルコール依存症などの過度な飲酒の2倍、運動不足や肥満の3倍に匹敵するとしています。

この研究を信頼するなら、孤独が寿命に与える影響力は、タバコやお酒による害や、太り過ぎ、運動不足という生活習慣に起因する害よりも大きいということになります。

また、「社会的なつながり」があったとしても、「孤独を感じる人」は、そうでない人と比べ、心疾患になるリスクが1・3倍、アルツハイマー病になるリスクが2・1倍、認知機能の衰えが1・2倍も高まり、うつ病になるリスクも2・7倍、自殺念慮（死にたいと思う気持ち）は3・9倍となるなど、心身に重大なダメージを及ぼすとの調査結果もあります。

イギリスでは2018年1月、当時のテリーザ・メイ首相が、「孤独は現代の公衆衛生上、もっとも大きな課題のひとつ」だとして、世界ではじめて「孤独担当大臣」を任命しました。

そして、孤独がもたらす影響として、雇用主には年間25億ポンド（当時のレートで約3700億円）、経済全体には320億ポンド（当時のレートで約4・7兆円）の損失を与えるとし、孤独問題に対して国をあげて取り組んでいます。

ここ日本でも、2021年2月に「孤独・孤立対策担当大臣」が、イギリスに次いで誕生しました。

孤独が、健康リスクを増大させる理由のひとつが、さみしさが与えるストレスの影響です。

わたしたちがさみしさを感じているとき、脳には体の痛みと同様に大きなストレスがかかっています。このストレスによって不安や緊張、イライラを増幅させるノルアドレナリンが分泌され、血圧の上昇や心拍数の増加が起こります。

さみしいというストレスにより体の負担が増え、それが長期に及ぶと脳や心臓、血管にダメージを与え、脳卒中、心臓病など循環器系の健康リスクにもつながっていくのです。

また、ノルアドレナリンが分泌されているあいだは、気持ちをリラックスさせる効果のあるセロトニンの分泌が抑制されてしまうという危険性もあります。

それによって、さみしさを紛らわすために、タバコやお酒の摂取量が増えたり、過度の飲食で太ったりと、生活習慣が乱れることで健康に悪影響を及ぼすのです。

一方で、「孤独でない人」「社会的つながりのある人」が健康寿命を延ばすことが立証されています。

ボランティア、趣味、習いごとなどのグループ活動に参加している人は、そうでない人に比べ、自立した生活を長く維持できるという研究結果が出ています。

日本にも、身寄りがなく、社会との接点が少なく、孤独に苦しむ人たちがたくさんいます。

内閣府の調査によると、日本人は「家族以外の人と交流がない」という人の割合が、ほかの国よりも高い傾向にあることがわかっています。「同居の家族以外に頼れる人がいるか」という設問では、アメリカやドイツは「友人」や「近所の人」と回答した人が30％から40％ほどいるのに対し、日本は15％ほどしかいないという調査結果が出ています（令和2年度「第9回高齢者の生活と意識に関する国際比較調査」）。加えてコロナ禍によりさらに人々の交流が少なくなり、そうした状況にある人がいっそう増えていると考えると、孤独問題は深刻さを増しているといえるでしょう。

心の弱みに付け込む悪意ある人たち

「さみしい」と心の内を吐露し、話せる人を求めるのは人として自然なことですが、実はさみしいときこそ注意が必要です。

なぜなら、**安易に〝誰か〟を求めてしまうと、その心の隙間に付け込もうとする人に利用されてしまう**ことがあるからです。

心の隙間に付け込んでくるのは、例えば悪徳商法、詐欺、カルト宗教・怪しい新興宗教といったものです。

それらにかかわる人に共通しているのは、さみしい人に寄り添うふりをして、その心の弱みに付け込み、利己的に搾取するということです。

ですから、さみしいとき、無理に誰かとつながろうとすることには危険があることを十分に知っておくべきでしょう。

人類の歴史において、人々のさみしさの受け皿となる役を担ったものに宗教の存在があります。

例えば仏教系であれば、「仏に帰依《きえ》する」「善行により徳を積む」「念仏」「唱題」といった行為により、「来世で救われる」「極楽浄土に行ける」「悟りを開く」

という信仰であり、現世のさみしさの奥にある苦しみ、悲しみ、不安、恐怖といったものに対して、それに動じず、受け入れられる自分になるという教えがあるのでしょう。

本来の仏教というのは、そんないわば「ありのままの自分」になるための方法や環境づくりを、指し示してくれているのかもしれません。

脳は、体のなかでもっとも資源を消費する臓器なので、できるだけ活動を省力化しようとします。

つまり、脳には常に自分の活動をセーブしようとする性質があり、よりわかりやすいもの、あまり考えなくても済むものを求めてしまう傾向があるのです。

「こうすればさみしさから解放されるよ」とシンプルに示されたり、わかりやすくて簡単な理屈や行為のプロセスがあったりすると、それに乗っかってしまいがちにもなります。

人間は本来さみしがりやで、弱い生物で、なおかつ脳が怠け者。だからこそ、宗教が必要とされてきたのでしょう。

しかし、なかには反社会的なカルト宗教や、金儲けを企む悪意のある人が巣食う宗教も存在します。そうした宗教は、脳の特徴や、さみしいという感情に潜む弱点を上手に利用して人を取り込もうとしてきます。

さみしさを抱える人を洗脳し、その人の人生を搾取して破綻させてしまうことも珍しくありません。

大学などでも、地方から出てきたばかりで、ひとり暮らしにさみしさを感じているような学生が狙われやすいといわれます。

サークル的な軽いノリと、一時的に少額の出費で活動させることで被害が表面化しにくくなっているものだと推測されます。

「こんなサークルに誘われているのだけど、どう思う?」と、現実に相談できる、信頼できる人が身近にいさえすれば、こうした集団に付け込まれないための防波堤になるのですが、そもそも、**そうしたつながりを持たない人や、「自分は孤独で誰も理解してくれない」といった強いさみしさを抱えた人がターゲットにされやすい**わけですから、とても対応策が難しいのです。

「真面目な人ほど騙されやすい」という皮肉

「このままだとご家族に大きな不幸が訪れますよ」

そういって高価な商品を売りつける霊感商法などは、相手を動揺させ、パニックに陥れて理性的な判断をできるだけ妨害するような手口を使います。

人間は、不安や焦りによって心に余裕がない状態になると、平常時には考えられないような判断をしてしまうことがあります。

騙されてしまいやすい人は、真面目で誠実、努力家で、忍耐強いのが特徴です。

どこまでも忍耐強く努力し続けられるのは、自身でも「これはいい行動だ」と判断し、自分が努力している状態そのものに対して脳の報酬系（なにかを達成したり誰かに褒められたりしたときなど、欲求が満たされたとき活性化し、気持ちよさ、幸福感などを引き起こす脳内のシステム）が活発になって、快感を生み出している状態と考えられます。

つまり、努力しているということ自体が達成感という報酬を生むので、その快感を求めて、また努力し続けてしまうというわけです。

ここに罠があるのです。なにも達成しないまま努力と我慢だけで満足させられる状況が形成されてしまうと、いつしか努力することと我慢すること自体が快感となってしまいます。一種の中毒状態に陥るのです。

そうなると、もはや冷静な判断ができず、悪意ある他人に操作されやすい状態になってしまいます。

真面目で努力家の人ほど、さみしさという心の隙間に付け込まれると、騙されやすいという特徴があるといえますが、なんとも世知辛い話です。

さみしさを巧みに利用するサイコパス

一方、サイコパシー傾向がある人の特質として、「独善的な意思決定」「支配欲」が挙げられます。

「脳を使って自分で考える」という行為は大量のエネルギーを要します。そのため、多くの人は「偏見」「思い込み」「レッテル貼り」「先入観」「ステレオタイプ(多くの人に浸透している固定観念やイメージのこと)思考」などに頼り、手間ひまをかけて思考することを停止し、どこかで聞きかじった意見を、さも自分で考えて決断を下したかのように錯覚しています。

このような思考自体も、誰かが決めた意見や考えを鵜呑みにしているわけで、無意識のうちに「支配されている」ということになるでしょう。

さみしさを抱えている人は、脳にストレスをかけ続けている状態なので、思考停止に陥り、騙されやすく支配されやすい面があることを認識しておくべきでしょう。

わたしたちの人生は、「適応」の連続です。環境や他人など、外的な要因に敏感に反応し、自らの性質を柔軟に適応させることができるのが脳の特徴です。ルールに縛られることも適応であり、誰かの求めに応じて動かざるを得ないこともまた適応です。

そう考えると、適応は生存していくための知恵でもあります。

ところが、サイコパシー傾向のある人は、この適応しようとする脳の特徴を利用して、自分の思うように人を操り「マインドコントロール」しようとします。

身体的、精神的に様々な強制を行い、アメとムチを使って相手の思想・思考を改造しようとし、その人の自主性や意志を奪い取り、自分の意のままに操作しようとするのです。

マインドコントロールをする人は、その意図や影響力を気づかれないようにしながら、相手の意志や精神を誘導・操作します。言葉巧みに相手の弱さに付け込んだり、不安を煽ったりする方法などが使われたり、怠け者の脳がリソースを節約するために、「命令されたい」という性質を持っていることを利用して、命令されることに慣れさせていく方法も使います。

そして、コントロール下にいる状態の人は、嘘を疑うことなく容易に信じ、それ以外の人の助言は排除しようとしてしまうのです。

「話を聞いてくれる人」を簡単に信用するべからず

ここまで、カルト宗教や怪しい新興宗教の勧誘、サイコパシー傾向のある人による支配など、言葉巧みにさみしさの隙間を突いて操ろうとしてくる人の危険性という側面から言及しました。

そのように、話すことや言葉で支配するのとは逆に、「聞き役」に徹することで信頼を得て、相手を騙したり、支配したりすることもあります。

例えば、浮気をしがちな人は、モテる人でもあります。そして、モテる人の条件のひとつには、「聞き上手」であるということが挙げられます。

聞き上手な人には、ついなんでも話してしまうものです。さみしい人ほど心の隙間を突かれ、話を聞いてくれるからということで、恋人、夫や妻、家族以外の人に拠り所を見つけてしまうのです。

また、聞き上手は、話を聞くだけではなく、自尊心をくすぐりこちらを肯定する言葉で寄り添ってきます。

あまり互いのことをよく知らない間柄であるにもかかわらず、無警戒に自分の話をしてしまうときは、自分がさみしい状態だということを意識するといいかもしれません。

「話を聞いてくれる人＝いい人・信用できる人」ではないということも意識しておくべきでしょう。

人の話を聞くことは、脳にとっても相当な負担がかかる作業です。仲のいい友だちや家族であっても、真剣に話を聞くのは、なかなか難しいものです。

それを真剣に、あるいは真剣さを〝装って〟聞く人には、それ相応の意図があるのかもしれないのです。

ハニートラップにかかってしまいやすい人や、話を聞いてくれる相手を信用し、不倫関係や浮気相手になってしまう人は、そもそも人というのは、人の話をなかなか聞かないものだということを知って、警戒する気持ちをどこかに持っておく必要があるかもしれません。

結婚すると思わせて相手の財産を奪う結婚詐欺や、妻を亡くした男性と実際に入籍して法定相続人になることで相手の財産を相続する「後妻業」など、超高齢社会を迎えた日本では、こうした法律と倫理の隙間を狙った、高齢者をターゲットにした詐欺や詐欺まがいのことも今後、増えてくるとみられます。

後妻業が成り立つ背景には、高齢者が抱える老いへのさみしさや、孤独死への恐怖といった心理があるのでしょう。

そんなときに、「若い恋人が親切にしてくれて、結婚までしてくれるのだから財産など惜しくはない」「ともに未来は築けないが、せめて自分の財産でその愛情に報いよう」などと考えてしまう。

ここには、「**返報性の原理**」があると考えられます。

返報性の原理とは、**相手から厚意や恩を受けた場合、そのあとで自分も相手に「お返し」をしたいと感じる心理のこと**です。

相手から受けた厚意に対し、自分もなにかお返しをしなければという気持ちが生じるのです。

後妻業も、老いへのさみしさや、孤独死したくないという高齢者の心理と返報性の原理を悪用した詐欺といえるでしょう。

ＤＶ被害者が陥るさみしさと愛情の罠

人付き合いが苦手な人は、ＤＶ被害を受けやすい傾向があり、被害を受けてもそれを認知しにくいといわれます。

そういう人には、次のような傾向があるとされます。

・自分より相手の気持ちが気になる。
・相手を優先して自分が我慢する。
・自己肯定感が低い。
・コンプレックスを持っている。

また、DV加害者に対し、どこかで「かわいそうな人だ」と感じてしまい、相手から離れることに罪悪感を持ってしまう。つまり、**自分のなかで同情と愛情を取り違えてしまうと、DV被害を受けてもそこから抜け出すことができなくなってしまう**のです。

たとえ相手が不条理に怒っていても、「自分に非がある」と思い、「自分はダメな人間だから一緒にいてくれるだけでありがたい」「自分さえ我慢すれば相手の怒りはいつか収まるだろう」などと思ってしまう。

そして、そう思うことが「自分の愛情」であると勘違いしてしまうのです。

人に合わせられるということは、自分の気持ちよりも相手の気持ちを優先してしまうことを意味します。

他人に対する思いやりがあり、とてもやさしい性格の人なので、恋愛関係においても相手の意見を優先しがちです。

その性格につけこまれ、ひどい仕打ちを受けても「自分は必要とされている」「これが自分の愛情なのだ」という思い込みから共依存のような関係に陥ってしまい、なかなか離れられなくなるわけです。

離れたいのに離れられない――。こうした矛盾の背景にも、やはり、さみしさがあるといえるでしょう。相手にはなんとか立ち直ってほしいと思いつつも、本当に立ち直り、自分を必要としなくなるのが怖いのです。

そのような性格や状況が重なってしまうと、ＤＶ被害から抜け出すことがさらに難しくなってしまうと考えられます。

さみしさからの逃避は依存症を招く

さみしさを埋めるために、過食、お酒、薬物、ギャンブル、ゲーム、買い物、セックスなどに依存してしまうこともあります。

わたしたちの脳には報酬系という回路があり、苦労をいとわず様々なことを頑張れるのは、快楽という報酬を脳が欲しがるためであると考えられています。

この快楽を受け取っているときには、様々なストレスから一時的に解放されたような感覚になります。

当然、さみしさもこのときには消え去ります。けれどもそれは一時的なものので、その快楽が減衰してくれば、またさみしさも戻ってきてしまいます。

ドーパミンによる快楽でさみしさが一時的に消えるということを覚えてしまう

と、なかなか抑制は利かなくなってくるでしょう。同じことを繰り返していくうちに、気づけば依存的になっていることも考えられます。

ドーパミンによる快楽そのものが悪いわけではありません。

さみし過ぎると冷静にものごとを考えられなくなるというのは、体のどこかに激痛を感じているときと似ていて、心が痛い状態、といえるかもしれません。その痛みを一時的に忘れるために、快楽を利用することを覚えてしまうと、それが常態化してしまい、本来はさみしさそのものを受け止めて処理することができたはずなのに、その心の靭性《じんせい》（しなやかさ）を手離すことにつながってしまうのです。

さみしさは、誰にでもある感情です。

同時に、これは苦しいものだから、誰もがそのさみしさを忘れたいという気持ちを持っています。けれどもそれを一時的に忘れようとして、**目先の快楽に溺れ**

る生活を選ぶのか、さみしさと向き合って、それさえも人生の豊かさの一側面であると考え自身の糧としていくのか、最初はほんの少しの違いなのですが、長い年月を経るあいだには大きな格差となって表れていきます。

コロナ禍が「孤独の美化」を加速させた

コロナ禍で自死者が増加したという報道がありました。特に、若い世代や女性が増えたという点は注目すべきかもしれません。

そこに未遂も含めた著名人の自死報道が相次ぎました。「どうして？　なぜこの人が？」という衝撃とともに、社会に喪失感や不安感が広まっていきました。

コロナ禍では、行動制限、在宅での就学、在宅勤務の長期化で、人との交流が希薄になっていきました。人間関係は面倒なものでもあります。当時、避けることができるのであれば、これを奇貨として面倒な交流は減らしてしまおうと考えた人も多かったのではないでしょうか。

けれども一方で、やはり人との交流が減ったことにより、心身に変調をきたす人が増えたという報道があったというのは興味深いことです。

旭川医科大学と北海道大学の研究では、「新型コロナウイルスのパンデミックが、人々のメンタルヘルスに大きな影響を与えており、それが日本の自死率に影響している」としています。

これまで、孤独とは無縁だと思っていた人も、パンデミックにより半ば強制的に孤独な状態に置かれ、さみしさを感じることが長く続くと、これまで述べてきたような、さみしさによるネガティブ感情のスパイラルに陥ってしまったのでしょう。

人間は、ひとりでいると、ネガティブフィードバックをしはじめてしまうものです。自分の行動を自分で振り返って、褒めたたえるよりもむしろ、厳しくチェックし、ダメ出しをしていくほうが、「安全」だということを学習させられてきたからです。

考えてもみてください。自分の行動を褒めたたえてばかりでまったく自身の行動を律することができない人がいたとしたら。

その人は、「イタイ」人とみなされてしまい、なおかつ、迷惑な人として集団から排除されてしまう可能性が高くなってしまうことは否めないでしょう。

また、気をつけなくてはならないのは、「孤独の美化」です。

「ソロ活ブーム」は面白い現象で、周囲の他者の意向を慮らなければならない重たさから解放され、ひとりの時間を楽しもうという時代の気分から生まれてきた流行です。わたしもどちらかといえばひとりが好きな性質ですから、これがブームになっていることについては個人的には歓迎したい気持ちがあります。

けれども、「孤独は美しい」「孤独の価値を知るべきだ」「他人に依存して生きることは恥ずかしい」「人生最後はひとりなのだから孤独から逃げてはいけない」などといわれると、本当に誰かに頼らなければならないときに、声を上げられなくなってしまう。

孤独を楽しむことができる人があたかも優れた人であって、誰かに頼る人は劣った人であるかのようなイメージが社会的に定着してしまうことそのものには危うさを感じてしまいます。日本に特有の、根強く存在する、「他人に迷惑をかけてはならない」という不文律と融合して、孤独の価値を謳う精神論が、本当に助けが必要な人の声を潰してしまうことはしばしばあるのではないでしょうか。

誰かに助けを求めるより、ひっそりとひとりで死んでしまったほうがいい、と、取り返しのつかない選択をする人がもしいたとしたら。孤独の美を訴えることの功罪はもっと議論されるべきなのではないかと感じます。

幽谷《ゆうこく》の仙人のような、孤高の美学を追求するのはとても満足感の高いものでしょう。けれどもそれは、さみしさへの感受性が異なる可能性のある他者に押し付けられるべきではなく、押し付ける人がもしいたとすれば、それこそ迷惑な話です。しかもその態度は孤独を愛する人のそれですらありません。他者に自分の考えを認めさせようとしている時点で、恥ずかしいほど他者を必要としている姿であるからです。

あなた自身のなかに、さみしさへのあきらかな不安や不快な感情があるならば、他人の美学に左右される必要はないと思います。美しいものではあるかもしれませんが、「誰かが勝手にいっているだけなのだから」と自分の生き方とは切り離して考えていきたいものです。

「激しい怒り」に内在する強いさみしさ

一緒にいたいと思う人が忙しくて都合がつかない。それが長く続いてさみしくなる。

一緒にいるのだけれど、思いが通じないことが増えてきて、それが重なりさみしくなる。

そんなとき、さみしがりやの人ほど、相手を責めてしまうことがあります。その結果、相手の心が離れていき、ますます孤独になってしまうという悪循環をもたらしてしまいかねません。

また、特定の誰かでなくても、誰かといたい、誰かに自分の気持ちを知ってもらいたいという思いがあり、それがかなわない場合にさみしさがつのっていく、ということもあります。

そんな**さみしいという感情は、ときに思いどおりにならない相手や社会に対する強い怒りへと変わる**ことがあります。

さみしさによってストレスにさらされているときに脳内で起こっている現象のひとつとして考えられるのは、セロトニンの分泌が十分でないという可能性です。セロトニンには、「闘うホルモン」ともいわれるアドレナリンを抑える働きがあるのですが、セロトニンが十分に存在しないと、アドレナリンによって駆動される攻撃の仕組みがコントロールできず、本当に相手に対して攻撃的になってしまうということが想定されます。

愛している相手に対して攻撃を加えるというのは、冷静になって考えればあまりやりたくないはずのことでしょう。けれども、さみしさのあまりに、この衝動が止められなくなってしまうというのは悲劇的です。自分で自分をより苦しい方向に追い詰めるような行動を、なぜ人は断ち切ることができないのでしょうか。

思っている対象の人に会うことができれば、そのさみしさはたしかにそのときは癒やされるでしょう。しかし、どんな人が相手であったとしても、24時間ずっと一緒にいるわけにはいきません。離れなければならないときを迎えると、あるいはそれを想像するだけで、さみしさにつきものの心の痛みがよみがえってきて、また相手を攻撃してしまうということも起こってしまいます。

これでは、相手の存在はむしろあなたの心の痛みを助長する引き金になってしまっているようなものです。相手と一緒にいるときの心の安らぎや、心地よさが大きければ大きいほど、それを喪失する痛みは強くなり、耐え難いものになっていく。

あなたの痛みを癒やすのは、相手の存在ではない、ということに、本当はあなたも気づいているのではないでしょうか。相手よりも、もっと別のところに、あなたのさみしさを上手に扱うための機構を、求めていく必要があります。

それは、仕事に打ち込むことかもしれませんし、自分の価値をより感じられるように、注力できるなにかを探すことかもしれません。さみしい、という気持ちがどこから生まれてくるのか、わたしたちはなぜさみしさを感じるのか、ということをじっくりとひとりの時間をとって考えたり、数多くの過去の人が同じようにさみしさに苦しんできたことから得た知見を学んでいくことであったりするかもしれません。

さみしさがあっても、充実した人生を送ることは十分に可能なことです。

また、適度な距離感の友だちを持つことも、ときには大切なことでしょう。人が必要とする友だちの数は、人それぞれに違います。性格も環境も異なりますし、たくさんの友だちとにぎやかなときを過ごしたい人もいれば、深く語り合える仲の友だちがひとりいれば十分だという人もいます。

ただ、ここで「適度な距離感」と書いたことには理由があります。人間は距離が近くなれば相手の嫌な部分が目に入り、相手にも自分の嫌な部分が目に入り、良好な関係を持続していくのが難しくなっていくからです。

互いに、困ったときには打ち明けることができ、けれども依存的になることなく自立しているという関係をつくることができればとても理想的でしょう。

とはいえ、理想に縛られて窮屈さを感じるようであれば、それは本末転倒です。みっともない状態の自分で友だちを傷つけてしまった、ということがもしあったとしても、残念なことは残念なこととして、受け止めていけるだけの心の弾力を持ちたいものです。

「ローンウルフ」の攻撃性の裏側にあるもの

昨今のアメリカでは、銃乱射事件が多発しています。日本でもいわゆる特定の個人を狙ったものではなく、不特定な社会全体に対する不満や怒りを爆発させ、インパクトを狙ったと思われる事件が起こっています。

その行為には、ポリティカルなメッセージがある場合もあれば、ごく個人的な感情や理由から、特定の組織や個人が狙われた場合もあります。

決して許される行為ではありません。けれども、そうした事件の加害者の背景をよく見ていくと、怒りが発生してくる原点となる場所に、さみしさといっていい構造が内包されていることが推量される場合があります。

「話しても無駄だ」

「注目されるようなインパクトを起こさなければ、自分の主張は聞いてもらえない」

そのような動機となる感情が長い年月の間、さみしさとともに累積されていき、絶望が常軌を逸した行為の契機となって、暴力的な振る舞いや突然の攻撃行動へと一気に噴出していきます。

「ローンウルフ」と呼ばれる存在がいます。

組織に属さず過激化してテロを起こす個人のことを指す言葉です。そうした個人の感情を支配しているものの一端に、**「社会から拒絶されているかのようなさみしさ」「理解してもらえないさみしさ」があると考えるのは不自然とはいえないのではないでしょうか。**

もちろん、ローンウルフのなかには、「自分は絶対的な力を持っている。だからひとりでことを為すことができる」といった過剰な自己肯定感を持っている人もいるかもしれません。けれども、例えばある社会では、自爆テロを起こす要員を人為的に生み出すために、その人物の最愛の人——夫や妻、子どもなど——を敢えて無残にも殺害するなどして奪い去り、絶望の淵に追いやって、自暴自棄になったところを見計らい、自爆テロをそそのかして実行に移させることがあるといいます。

自分は誰からも必要とされない人間だ、と感じさせせられ続け、どこにも出口がないという閉塞感がどれほど苦痛であることか。死んだほうがましだという気持ちに何度もさせられて、誰にも助けを求めることができない心が常態化して、これを打開しようとするために起こす行動がテロリズムであるのなら、それはあまりにも悲しいことです。

さみしいという感情の原点に戻れば、さみしさは、孤独であることに危険を感じ、仲間を求めようとする本能からのアラートです。すると、**こうした過激な行動も、「誰かに自分の存在を認めてほしい」「振り向いてほしい」という感情の発露**といえるのではないでしょうか。

それこそ、新生児なら泣き叫ぶところでしょう。それは当然の要求であったはずなのに、いつからわたしたちは、その苦しさを吐露することが許されなくなったのでしょうか。

誰にも気にかけてもらえず、社会から拒絶されることが、人間にとって激しい攻撃を生む素地になってしまうことについて、もう一度、考えてみなくてはならない事件を、わたしたちはいくつも経験したはずです。

取り返しのつかないことになる前に、誰かが手を差し伸べられなかったのか、その人の苦しみに気づくことはできなかったのか。

さみしいという感情は、「弱いもの」「繊細なもの」という印象を持つかもしれませんが、ときに非常に強い攻撃性をもって現れるという現実を、改めて考えてみる必要があります。

column

さみしいときの居場所として機能してきたもの

さみしさとは、本当に面倒な感情です。

そんなさみしさを癒やすものは、人とのつながりであり、気軽な話し相手や相談できる人の存在だと思います。

たとえ身近に友だちがいなくても、まわりに気軽に話せる人がいなくても、自分が癒やしを求めて話せる人がどこかにいてくれさえすれば、だいぶ心は楽になります。

歴史的には、様々な共同体や職業が、そうした受け皿となって機能してきました。

村や町など地域の共同体や、長老や大家さん、町の世話役といった、友だちではないけれど、相談に乗ってくれたり話し相手になってくれたりするような人たちが、どこの村や町にもいた時代があります。

また、村や町で行われるお祭りや、自治会や青年会といった組織なども、人のつながりを構築し、さみしさの受け皿となってきました。

その後、村や町の共同体の代わりにその役割を担ったのが、会社・企業といえるでしょう。

村落的なヒエラルキーと同様、ほとんどの日本の企業は年功序列制度を導入し、終身雇用で、企業年金もあり、むかしの村のように企業体が丸抱えで面倒を見るという体制があった時代には、会社に属することで大きな安心感を得られたと思います。

職場には「やらなくてはいけないこと」「明確な役割」「肩書」があり、それさえ守っていれば認められ、居場所を与えられ、孤独になることもなかったといえます。

占い、カウンセリング、宗教もさみしさの受け皿

占いもさみしさの受け皿を担ってきたものといえるでしょう。

自分の心のうちを語り、「わたしはこの先どうしたらいいのだろう？」という不安に答えてくれるのが、占いの存在でした。

突然襲ってくる不安やさみしさに対する「答え」を求めて、人々は古くから占いを頼ってきました。

一方、欧州では占いよりもカウンセラーに相談するのが一般的です。

カウンセラーは相談に乗るプロではありますが、お互いの相性もあるので、自分に合わない人もいます。ですから、いろいろなカウンセラーに会い、自分に合う人を探すのです。

また、彼ら彼女らは、心がつらくなってから通うのではなく、日常的に通いま

す。常に話を聞いてもらえる場所をつくっておき、心のメンテナンスを行うというわけです。

日本でカウンセラーがなかなか普及していないのは、おそらく医療的な要素のイメージが強過ぎるからではないでしょうか。

カウンセリングに通っている人は、周囲の人から「病気なのではないか」と疑われたり、なにか精神に問題を抱えているのではないかという目で見られたりしてしまうのかもしれません。

そして、第4章でも述べた宗教も、さみしさの受け皿となってきたもののひとつです。

最近はネガティブなニュースでも取りざたされていますが、そもそもお寺の住職さんなどの宗教家に悩みを相談することは、古くからの日本の伝統でありました。

故・瀬戸内寂聴《せとうちじゃくちょう》さんのように、話をしてくれたり聞いてくれたりする存在が、あらゆるところに身近にいたのだと思います。

その後、宗教解体、共同体解体の時期に、代替物として現れたのが新宗教です。

伝統仏教とは一線を画する、19世紀末以降に現れた宗教団体や新宗教系の人々が、さみしい人々の声を聞くという役割を果たしたことで、一定の勢力にまで発展した歴史があったと思います。

孤独感を癒やすメディアの存在

現在は、メディアもさみしさを癒やす役割を担っているといえるでしょう。

なんらかのコミュニティーに属していなくても、例えばラジオ番組やWEBメディア、YouTubeなどにメッセージを投稿し、様々なことを相談することができます。匿名だから相談しやすいということもあるでしょう。相談して誰かに話を聞いてもらうという行動により、さみしさを紛らわせることができます。

同じように、さみしさを共有したい人がネットのなかに集まり、自分の意見に近い意見を拾っていくことで癒やしを得ているようです。自分が抱えているモヤモヤに対して、明確に答えてくれるかのような人がいると、一躍ネット上の人気者になることもあります。

ネットという特性上、移り変わりが激しく新旧の交代が早いですが、この先もそうした傾向は続いていくはずです。

最近では、自宅にいながら全国の僧侶に悩みごとを相談できる、有料のオンライン僧侶クリニックなどもあります。

また、コロナ禍のさみしさを、テレビやネット番組にはまることで発散させているという人も多いでしょう。Ｎｅｔｆｌｉｘに代表されるサブスクリプションサービスの流行も、さみしい人が支えて、盛り上げているのが一因であるように思います。

そういった意味では、大変興味深いことに、さみしさが時代を動かしているといえるのかもしれません。

第5章

さみしさとうまく付き合っていくために

趣味でつながる
新しい共同体の在り方

ここまで、さみしさという感情は、誰もが経験するものであり、コントロールすることがそれほど簡単とはいえない独特の感情であるということを論じてきました。

さみしがりやだからといって、その人が特に性格的に問題があるというわけではなく、さりとて、頑張ればなんとかなるという性質のものでもないということを、ご理解いただけたのではないかと思います。

どんなときにさみしさを感じるかは人それぞれに違います。同じ人が同じ環境に置かれても、ときと場合によって、さみしさを感じもすればそうでないときもあり、また、感じるさみしさにも強弱があります。それゆえに、対処法も一律というわけにはいきません。

「自分はいま、さみしいと感じている」

そのようにいまの感情を受け止め、さみしくなるのは人として健全な反応だと理解するのはとても大切です。不快感を少しでも軽くするために、なにを変えて、なにを取り入れればいいのか、その都度、自分で選択していくように心がけていくのはさみしさへの対応の一助となるでしょう。

ここからは、さみしさとどう付き合っていけばいいのか、様々な対処法を提示していきます。

イギリスでは、孤独問題の対策に国が積極的にかかわろうとしていることに第4章で触れました。

そのイギリスで行われている対策で、特に男性の孤独感の解消に効果が高いと注目を浴びたのが、「メンズ・シェッド（Men's shed）＝男たちの小屋」です。

メンズ・シェッドは、定年後の男性が定期的に集まり、大工仕事を一緒に行う日曜大工の施設です。

手を動かして一緒にものをつくることで人とのつながりや友情が生まれ、生きがいに通じるといいます。この効果は、「作業療法」にも通じるところがあると考えられます。

ここでつくられるテーブルやベンチは公園に設置されたり、学校へ遊具として寄付されたりします。現役のときには、あまり目を向けてこなかった地元のコミュニティーとのかかわりができ、自分の行動が誰かの役に立つことでやりがいを感じたり、感謝の言葉をかけられたりすることも、孤独感の解消に大きく貢献したと評価されました。

これは重要なことを示唆しています。直接のやり取りがなくとも、自分の行動の帰結としてのテーブルやベンチが他者に受容されていることを感じるとき、その人は、もはや自分が孤立してはいないことを実感として理解できるわけです。

もちろん、参加者同士がじかに語らう時間も重要です。コミュニケーションは脳にとっては栄養であるだけでなく、さみしさを解消するための薬にもなり得るものです。

参加者によると、たわいもないジョークの言い合いこそがなによりも楽しみだといいます。

地域のなかにこうした趣味をとおしてつながるゆるやかな共同体があることは、さみしさを和らげ、心身とも健康に過ごすうえでとても有益だと思います。

さらに、老化に関する研究によると、こうした活動やサークルに参加して会話を楽しんだり、メッセージカードを送り合ったり、自宅に来た郵便配達員などと短い会話をしたりするなど、比較的ゆるやかなつながりを持つだけでも、認知症を防ぐ効果があることがわかっています。

自分の心と向き合う「マインドフルネス」の考え方

社会から断絶されることに対して強い恐怖やストレスを感じるのは、人としてあたりまえの反応です。また無意識に社会的なつながりを求めてしまうのも、人間として当然の欲求です。

「これは、脳が社会的つながりを奪われることに対して、ネガティブに反応しているだけなのだ」と認知して、過度にその原因をなんらかの出来事に帰因させようとするのを抑えることで、その情動に振り回されることも少なくなるのではないかと考えられます。

ひとりでいることに不安を抱くのはあたりまえのことですが、その不安が誰かへの敵意や必要以上の依存心などに変わってきた場合は、「ひとりでいても大丈夫」などと、捉え方を変え（これをリフレーミングといいます）、自分の行動を制御するという方法があります。

例えば大切な人を失い、心のなかにぽっかりと穴が開いてしまったようなとき。そんなときわたしたちは、その穴を誰か、あるいはなにかに埋めてもらおうと考えがちです。

しかし、「誰か」といっても、その人にはその人の都合があり、「なにか」といっても、そう簡単に失った人の代わりになるようなものを見つけることは難しいでしょう。なかなか都合よくいかないことは、多いはずです。

そんなときは、まず「自分にとって大事な人を失ってしまった」「それによって自分の心が深く傷ついてしまった」という状態を、そのまま受け入れるようつとめてみることです。

これは、**「マインドフルネス」**と呼ばれています。

ほかのもので埋めることができないのは、それくらいかけがえのない大事な人だったからです。心はひどく傷つき、痛みを感じているはずで、簡単に気持ちを切り替えられるはずがありません。

このとき、**「こんな自分はダメな人間だ」など自分を否定し、さらに傷つけてしまうことがしばしばあるかもしれませんが、そんな気持ちさえも、自分の心に起こったこととして受け止めていく**のです。

「自分の心に起きたことをまず受け止める」というのは、自分を大事にするということでもあります。

現代では、「タイパ（タイムパフォーマンスの略）」という言葉が頻繁に聞かれることに象徴されるように、感情をいかに迅速に処理できるかがその人の価値を決めるとでもいうような、根拠のよくわからない価値観が広がっています。けれども、そういったはっきりしない基準で自分を切り分け、大切な自分を売り渡したり、振り回されてしまったりするような愚を犯すことは、ぜひとも避けていくべきだと強く訴えたいところです。

迅速な処理よりも、自分の気持ちとじっくり向き合うことのほうがずっと大切です。自分の気持ちと向き合えない人が、他者の気持ちに向き合うことなどできるはずがありません。自分を大切にできる人でなければ、まわりにいる人の気持ちを理解したうえで受け止めて、ともに歩んでいくのは難しいでしょう。

自分の心としっかり向き合い、それを受け止めて、自分を育てていく。その人の内面が豊かであればあるほど、相応の時間も必要になります。

「いま、また自分はひとりぼっちだと思ってしまったね。あの人を失ったことを悲しみ、喪失感を抱え、ひどく落ち込んでいるんだね」と、自分の隣にもうひとりの自分がいて、その人が自分を見つめているかのように感じてみる、というのがマインドフルネスで取られる方法です。

「このさみしさをどう自分の人生に活かしていけるかな」と相談してみるのもいいかもしれません。

「時間がかかるだろうね」

「さみしいのはあたりまえだよ」

そのように自分に語りかけていくことができるようになれば、それは自分を大切にするためのプロセスの第一段階のクリアといっていいでしょう。

さみしさに耐えて生きていくことは、自分がそういう局面にいなければ、想像がしづらいものです。自分が、「さみしいと訴えている人」にかつて向けていた冷たい視線を想起する人もいるかもしれませんが、だとすれば、それはさらにつらく感じられることでしょう。

だからこそ、ただ耐えようとしたり、目を背けようとしたりするのではなく、よくよく向き合って、その姿を受け止めたうえで、どう付き合っていくのかを考えていくことが賢明なやり方です。

これは決して特別な、選ばれた誰かにしかできない方法ではありません。少しずつ時間をかけてやれば、誰でもできるやり方です。ときどきフラッシュバックするように強い喪失感が襲ってくるかもしれませんが、年齢を重ねれば、出会いよりも別れが多くなるのは当然のことですから、その人のことを大切に思うことができた時間の豊かさをしみじみと思い出して、じっくりと向き合っていくのがいいでしょう。

さみしさに蓋をするのではなく、その感情をどのように見据え、付き合っていくかを工夫していくのです。

さみしさは、人間であれば誰しもが経験する感情です。これを抱えているのは自分だけではないというのはあきらかなのですから、その気持ちをなにかに綴るというのもいい方法のひとつです。

すでにあるつながりの質を見直してみる

イギリスに限らず、様々な国の研究者たちが孤独感についての警告を発してきました。特に、パンデミックによって孤独の問題が深刻化するなか、多くの医療専門家が、うつ病、心血管障害、早死など、孤独感に伴う心身の健康リスクを懸念しています。

人間は種として「他人と一緒にいることを快とし喜びとする」と説明しましたが、コミュニティーの一員であると感じるために、どの程度の、どのような接触を必要とするかは人によって、ライフステージによって異なります。

子どもたちは学校で友だちに会えないと孤独感を覚え、社会とのつながりが少ない人は、地域社会に居場所がないことにそれを感じ、高齢者は退職や愛する人の死によって孤独感が強まることを経験するでしょう。

しかし、それぞれの感じ方にはあきらかな温度差があります。

社会的な接触を持つことでたしかに孤独感は和らぎますが、その際、「数」を問題にするのはあまり得策とはいえません。人によって、自分の充足に必要な友だちの数は異なるからです。量よりも質に目を向ける必要があります。

1日で何人の人と交流したか、何人のグループに属しているかは重要ではありません。自らの意志でひとり暮らしや独身でいることを選び、多くの時間をひとりで過ごしている人は、必ずしも孤独感を覚えているとはいえません。

一方で、SNSなどでたくさんの人とつながり、友だちの連絡先をたくさん知っていても、信じられないほど強いさみしさを抱えている人もいます。

さみしさを感じたときに大事なのは、**自分が本当に必要としているのは、どんなつながりなのかを認識すること**です。

ひとりの人と本当に深く、意味のあるつながりを持つことに価値を感じる人もいれば、軽くて浅いつながりに癒やされるという人もいるでしょう。

「親友がいなくてさみしい」と嘆いている人でも、例えば旅先のバーで見知らぬ人と思いがけず深い会話ができた、いつものコーヒーショップで店員さんが笑顔を見せてくれた、数年ぶりに旧友から電話がきた……、そんな少しずつのふれあいでさみしさが和らぐこともあると思います。

自分がどのようなつながりを必要としているのかを自覚すると同時に、すでに持っている人間関係の質を見直してみることは重要な第一歩となります。

運動を効果的に取り入れてストレス反応を安定させる

数多くの研究結果から、適度な運動はストレスを緩和する効果があるとされています。運動することで、心身を活動的にして、思考を前向きにしてくれるホルモンの分泌が促されると考えられています。

心の安定と脳の安定は、密接に関係しています。脳内ホルモンがバランスよく分泌されることで、心身の様々な器官が健全に保たれ、脳が各器官から健全なシグナルを受けることで、心地いい感情を生じさせるからです。

人間のストレスへの反応を、脳と各器官の系統で分類したものに、SAM系とHPA系のふたつがあります。

SAM系は、外敵や危険な状況を回避するための反応で、HPA系は、ストレスの原因となるもの（ストレッサー）から体を守るための反応です。

SAM系のストレス反応では、アドレナリンやノルアドレナリンの分泌が行われて、それらの影響から、血圧や心拍数の上昇といった生体反応が起こります。

HPA系のストレス反応では、自身の活動を抑制しようとする反応が現れます。行動としてはすくんだ状態——いわゆる、フリーズしている状態であり、思考としてはネガティブな方向に向かっていきます。

ストレスが一時的であればいいのですが、強い負荷が続くと、うつ状態に陥ることにもなるため注意が必要です。

そんなとき、**運動によってセロトニンなどが分泌されることで、HPA系のストレス反応が安定し、うつ状態を緩和する効果がある**とされます。


強いストレスを抱えていると、精神的にはとても疲れているのに、眠れない状態になってしまうことがあります。

そのような人は、考えることに疲れて脳は疲弊しているのに、運動不足によって十分に睡眠の準備ができていないために眠れないという場合があります。そんなときは、運動で体を動かすことが睡眠の質の向上に寄与します。


セロトニンの分泌のためには、激しい運動は必要ありません。歩行、呼吸、咀噛といった日常的な動きでも、リズミカルに運動として行う意識を少し持てば十分に効果があるとされています。短時間でもいいので、できることから無理なく運動をする習慣を身につけ、「体を動かすことが気持ちいいな」と感じられるようになれば、さみしさの取り扱いもいつの間にか上手になっているでしょう。

さみしいときに持つべき思考の〝置き換え〟

失恋をしたときなどに、「これ以上の人にはもう会えない」と、いつまでも悲しみに打ちひしがれて過ごしてしまうかもしれませんが、これこそいわゆる **〝認知のゆがみ〟** です。素敵な思い出をその人とのあいだに築いてきたことはあなたの記憶にたしかに刻まれていることでしょう。けれども、もしかするとよく考えてみれば、相性はそれほどよくはなかったのかもしれない。そもそも素敵な思い出があるからといって、その人が最高の相手であるかどうかは判断がつかないものでしょう。**あまり認知のゆがみに振り回されてしまうと、自分自身の心が壊れ、健康も損なわれてしまうかもしれません。**

ひとつの方法として「失った」と思わず、「そんな人に出会えた自分は幸せだ。出会いの少ないこの時代に、出会いを獲得できた自分は幸運な人間だ」と思うのも手です。

驚かれるかもしれませんが、脳は意外と単純で、そのような思考を続けていくことで「本当にそうだ！」と思い込んでしまうという性質すら持っています。完全にさみしさを抹消することはできないかもしれませんが、心が負の方向へ陥っていくことを食い止める効果は期待できるでしょう。

そのうえで次のステップとして新しい人間関係をつくったり、新たな出会いの場に出かけていったりするなど、〝置き換え〟にもトライしていきたいものです。

ただし、脳は怠け者でもあります。短期間で劇的に考えを変えようとしたり、すぐには達成できないような大きな目標を立てたりすると、「そんなことは無理だ」とあきらめる方向に思考が働いてしまうというやっかいな側面もあります。

脳が、**「これくらいならやってみてもいいかな」と思えるような、小さな思考の変化や、すぐに達成できそうな小さな目標からやってみること**がうまく脳をコントロールするためのコツです。

人間関係に「劇的な変化」を期待しない

人とつながりを持つうえで注意しておきたいのは、人間関係に「劇的な変化」を期待してしまうことです。誰かに話しかけて、たまたま会話が弾んだとしても、相手がすぐに自分を元気づけてくれるようなコメントを与えてくれるとは限りませんし、自分が元気になるかもしれないことを過度に期待するのも考えものです。

まずは、なんでもいいので、**自分がそれまでできなかったことができたときに、自分で評価するというマインドセットをつくる**ことです。例えば、人に話しかけるのが苦手だという意識のある人は、自分から人に話しかけることができた、ということを、自分できちんと評価してあげるのです。

宅配便の配達員さんに、「おつかれさまです、いつもありがとう」と話しかけるだけでも違うかもしれません。自分が期待したほどの笑顔を向けてもらえなくても、がっかりする必要もありません。変な顔をされたとしても、それはあなたのせいではなくて、もしかしたら、その配達員さんが、数時間前に上司からひどく怒られていたせいかもしれないし、自宅に携帯を忘れてきて気になって仕方がないのかもしれないし、原因は誰にもわからないのです。

相手も人ですから、あなたにはまったく想像もできないような様々な理由があるはずなのです。そして、いずれもあなたのせいとはいえません。

また、うまくいかなくても、今度はあまり忙しくなさそうな時間帯を見計らって、ほかの人——例えば図書館の受付の人などに声をかけてみることを試してみようと考えるなど、いろいろと画策してみるだけでもそれが楽しみになってくるものです。

忘れないように気をつけなければならないことは、**あなたが潜在的に抱えているさみしさへのおそれや、あなたにかかっているストレスを、都合のいいように利用して、あなたを操ろうとする人がいる可能性について、いつでも思い出せるようにしておく**ことです。

特に、ダメージが重なって、心身ともに疲れているときには、人の弱みに付け込み、そこに取り入ろうとする人を撃退するだけの力が残っていないこともあります。そんなときは直接対峙することは避け、できるだけリスクを回避できるように、自分の身を守っていくことを優先するという判断や認識を持っておくようにしたいものです。

偶然出会って仲良くなり、いろいろ話を聞いてくれるので信用してしまい、ようやく心を開いて話せるようになったと思ったら、その人が急に怪しいビジネスの集まりに誘ってきたり、お金を貸してほしいといってきたりした……、などということもあるかもしれません。

でも、標的にされてしまったからといって、がっかりする必要はありません。悪意があり、責められるべきは相手であって、自分にはなんの落ち度もないのです。傷が深くならないうちに相手の本性を見極めて、距離を置くことができた、危機回避に成功した自分に、自信を持つべきでしょう。

そういう悪意ある人は、常に自分にとってのカモを探しています。あなたがひっかからなかったなら、もう次を探しているのです。そもそも、対等な人間関係を築くことを相手は想定していないわけですから、むしろ関係を続けることのほうが危険です。「そんなやつ」のために傷つくことはないのです。


冷静に考えてもみてください。全世界のあらゆる人とべったりと仲良くする必要などどこにもありません。衝突し合わなければいいだけです。

そして、選択権はいつだって自分にあるということを覚えておきましょう。悪意ある人を上手にかわしながら、いいつながりを見つけていきましょう。

あなたは内向的or外向的？自分のタイプを知っておく

なかなか他人と本音で話せず、本当の友だちがいないと思ってしまいがちな人は、内向的なタイプかもしれません。そんな人は、そもそもひとりの時間を有効に過ごすほうが向いているといえるでしょう。

そういう人が、外向的で人と接することが得意な人たちのなかにいると、疎外感や孤立感を抱いてしまうことも。

でも、嫌われたくないので誘いを断れなかったり、無理に話を合わせたりして、かえって疲れてしまう。それを繰り返してしまう自分にまた嫌気がさして、暗い気持ちになってしまうということもあるでしょう。

神経をすり減らす人付き合いで疲弊しきってしまい、「自分には本当の友だちがいない」「誰からも理解してもらえない」と勝手に落ち込んで、必要以上にさみしさを感じてしまうことにもなります。

自分がダメだと思ってしまう前に、まずは、**自分が内向的なのか外向的なのかを見極めておく**ことも有益です。

スイスの精神科医・心理学者であるカール・グスタフ・ユングは、人は自分の興味や関心がどこに向いているかで性格が異なるとしています。

興味や関心が自分の内側に向いていれば内向的、自分以外の他人など外側に向いている場合は外向的であるということです。

もちろん、性格が内向的であっても、外向的であっても、人との交流がうまいか下手かはまた別の問題です。

それぞれの性格に応じた、人との付き合い方を考えていきましょう。

外向的な人ももちろん気をつけていかなくてはならないことがあります。自分の内面にあまり目が向かないので、楽しく過ごせているつもりでいてもいつの間にか疲れが溜まってしまっていて、心がぽきりと折れてしまうということもあるのです。外向的な人も、人と交流する技術、そして、自分と向き合う技術を意識的に身につけていく必要があると思います。

内向的であれば、無理に交流しようとするのではなく、自分の性格に合った付き合い方を探すのがいいでしょう。大事なのは、**ひとりでいることは、まったく不幸でも、同情されるようなことでもないということを理解する**ことです。

勘違いされがちなところかもしれませんが、人は、決して誰かの期待に応えるために生きているわけではありません。

期待に応えることができたほうが、より将来的に誰かの助けを得やすくなる、と思うかもしれませんが、人間には意外とフェアでない部分があるものです。助けの手を差し伸べたくなる相手については人それぞれに類型があるので、自分が心地いい環境で、自分の人生を自分のために生きればそれでいいのです。

試行錯誤しながらも、**自分の心が安心できて満たされる居場所を見つけられれば、さみしいという気持ちも減っていく**はずです。

そして、さみしいという感情は、自身の危険、種の継続の危機から来るアラートだということも忘れないようにしましょう。そのことを理解し、「大丈夫。わたしはいま安全な状況にいるし、そこまで孤独ではない」、あるいは「それほど問題でもない」と認識し理解できさえすれば、さみしさも一過性のものとなるはずなのです。

自分のタイプを知り、無理に別のタイプを演じて生きていくことがないようにしたいものです。

性格傾向に影響する「性格遺伝子」とは

内向的か外向的か以外にも、新奇探索傾向、損害回避傾向、失敗をおそれるかどうか、短期的利益を求めがちか、感傷的になりやすいかどうか、ネガティブ思考など、いくつもの性格傾向について、持っている遺伝子の型によって変わってくることが知られています。

自分の性格傾向における遺伝子の影響を知っておくのも、自分の感情を扱うための一助となるかもしれません。これらは、市販の遺伝子検査サービスで調べることができます。

ただ、気をつけておかなければならないのは、遺伝的なタイプがこうだ、ということを絶対的なものであると捉え過ぎて、それを変えることは不可能であると思い込んでしまうことがないようにするべきだという点です。

性格傾向については、遺伝的に決まってくる傾向とともに、認知や学習の影響が無視できません。遺伝と環境のどちらの要素もあるのです。

もし、自分にはこのような遺伝的な性格傾向がある、ということがわかったのであれば、それを活かしていくにはどういった戦略でいろいろなものごとに対応するのがいいのか、あれこれと練ってみるのも楽しいでしょう。

どのような傾向であったとしても悲観的になる必要はあまりないはずです。なぜなら、遺伝子にはバリエーションがあり、そのいずれも、特定のひとつに圧倒されることなく均衡して生き残っているからです。どちらの戦略もそれなりにその環境に適応的であったということだとみなしていいでしょう。

すくなくとも、あなたの先祖たちは、あなたを構成する同じ遺伝子を持って、あなたという子孫を残せるだけの人生を送ってくることができた、生存適応的に見れば勝者であったわけですから、その実績のある遺伝子を持っているのだという自信は、誰に遠慮することなく持っていいものであるはずです。

「ひとりでできる趣味」が心の安定をもたらす

いま、なにも趣味を持てていない人は、どんなことでもいいので、ひとりでできる趣味を持つことにも少しずつトライしていきましょう。

「ひとりでやってみたいこと」のリストを作成してみることが、第一歩です。

わたしの場合、スキューバダイビングに出合ってからは、時間があれば海に出かけて潜るようになりました。「次はどこに行こう？」とまだ知らない海に思いを馳せるのはもちろん、過去に行った素晴らしい海を思い出すだけで、心が満たされていくのを感じます。

自分自身にぜひ問いかけてみてほしいのです。友だちを誘うにはおっくうかもしれないけれど、ひとりなら時間や手間ひまをかけても、誰に気兼ねすることもなく気軽に取り組めるような趣味や楽しみが必ず見つかります。

ほかにも、動画を観ながらでも楽器を練習してみる、絵を描く、書道、文章を書く、写真を撮るといったこともいいかもしれません。ぱっと思いつくだけでも結構な数が挙がります。

あまり費用をかけずにできそうなところでは、折り紙というのもあります。子どもの遊びというイメージがあるかもしれませんが、なかなか侮れません。

日本人の数学者、川崎敏和《かわさきとしかず》博士は、世界的に有名なカワサキローズと呼ばれるバラの折り方を発明し、何とおりもある川崎博士のバラの折り方のひとつは、宇宙開発技術にも応用され、人工衛星に取り付けられた太陽光パネルを円筒形に折りたたむ方法として採用されてもいます。ほかにも、太陽光パネルを折りたたむ方法としては、ミウラ折り（東京大学宇宙航空研究所［現・宇宙科学研究所］の三浦公亮《みうらこうりょう》氏が考案）が有名ですよね。これも、折り紙から生まれたものです。

川崎博士は、折り鶴変形理論で数理学の博士号を取得されています。

ちょっとすごい例をご紹介してしまったかもしれませんが、これからはじめる趣味は、別に続かなくともいいのです。趣味をたくさん試してみて、そのなかのひとつに気に入ったものがあればいいわけで、別に他人に「こういう趣味があるんです」「つくったものはこんなにすごい評価を受けているんです」などと見せびらかすためにやるわけでもなし、続けるも続けないも、自分の自由です。ただ好きでやっている趣味なのですから、評価されるかどうかも二の次です。

けれども、その世界の一端に触れるだけで、自分の知らなかった、なにがしかの知識は確実に増えていることになるのです。自分をより豊かにするつもりで、ゼロよりはなにかするほうが価値がある、くらいの気持ちで、気軽にトライできるものからはじめてみてはいかがでしょうか。

人付き合いのコツは期待も要求も批判もしないこと

ほどよい距離感で人と付き合ううえで大事なポイントには、次のようなものがあると思います。

・期待しない。
・要求しない。
・批判しない。

とはいえ、人付き合いがうまくいかないからといって、悲観することもないのです。その人とは、相性が合わなかっただけかもしれませんし、相性の合う人なんて本当はめったにいないものです。人付き合いがうまそうに見える人も、うまそうに見せるのがうまいだけかもしれません。

良好な関係を維持している人は、相手は自分とは違う人間であることを理解し、なにもかもすべてを共有できるわけではないことを知っています。

相手が自分を拒絶しているのではないかと不安になったときでも、「そういうこともあるし、必要以上に悲観しながら付き合うのは心身の健康にもよくない」と考え、自分の気持ちを制御することも大切なことです。

会話をするときに、気の利いたことをいわなければと思う必要もありません。無理して会話のなかで相手の気持ちを自分に向けたり歓心を得ようとしたりせず、ただ笑顔で相手を受け止め、相づちを打つだけで十分なことも多いのです。

人とのつながりがなくてさみしいときは、自分がどんなつながりに価値を感じるのかを考えてみるといいと思います。

「今日1日誰とも話していない」「家に帰ってもまたひとりだ」と思ってさみしさを抱えながら歩く帰り道。

そんなとき、自分が誰とつながりたいのか、誰と話したいのか、家に誰がいてくれると嬉しいのかを、自分の心と向き合ってじっくりと考えてみましょう。

本当に自分の話すことにすべて共感してくれるような、とても親しい間柄の誰かを求めているでしょうか？　もしかしたら、そうではないかもしれません。そこまで深い関係でなくても、安心して他愛もない会話ができるような浅い関係の相手がいることで、そのさみしさは消えていくのかもしれません。

「さみしい」という感情だけでなく、様々な感情をうまくコントロールするためにも必要な人間関係を構築しておくことは大切なことなのです。

本当に心から頼れる友だちは、たくさんいなくてもいいのです。

「この人にだけは、いつでもさみしいといえるな」

「不安な気持ちになったときにメッセージを送れると安心できる」

そんな友だちや家族との小さなつながりを持つだけで十分です。

もしくは、ふとさみしさを感じたときにふらりと寄れる行きつけのお店を持つのもいいでしょう。

どんな人にも不意に訪れることのある「ひとりぼっちのさみしさ」は、いわば抜け出せない孤独のスパイラルへと落ちていく、落とし穴にはまってしまったような感じに近いように思います。

その落ちていくスパイラルの抜け道として、例えば気兼ねなく話せるバーの店員さんや、カウンセリングサービス、かかりつけの医者といった心のセーフティーネットを持ち、有効に活用していってほしいものです。

親しい人との「ちょうどいい距離感」のつくり方

夫婦や家族といえども、お互いにちょうどいい心の距離感を保つことは簡単ではありません。もっといろいろなことをわかり合いたいのに、なぜか距離を感じてしまうという人は多いのではないでしょうか。

心の距離感というのは、あくまでも心で感じるものであり、数字で測ることができず目に見えないものです。だから、うっかり距離感を誤り、近づき過ぎて相手に拒絶され傷ついてしまうこともあるのでしょう。

逆に、距離を取り過ぎるあまり、相手から怒り混じりの攻撃をされるケースもあるはずです。


こうしたボタンの掛け違いが生まれるのは、第3章で述べたように、1歳半くらいまでの養育者との関係性に違いがあるからかもしれません。当時の養育者との心理的距離が、お互いの人間関係の土台になっているのです。

ですから、**幼い頃の環境が違えば、お互いに心地いいと感じる距離感には差が出てしまって当然**なのです。

では、どうすればお互いにとって、いい距離感を保つことができるのでしょうか？

これにはやはり時間がかかります。ですから、もともと生まれ育った環境が異なれば共有できないことも多く、心の距離感の感じ方に違いがあって当然であると理解することからはじめてみましょう。

そのうえで、相手が機嫌のいいときに名前の呼び方をより親しげなものにさりげなく変えてみたり、目を見て笑いかけながら話を聞いたりして、少しずつでもいいので距離を近づけていきます。

これは、相手に触れたり、目を合わせたりすることで、オキシトシンを分泌させ、愛着を感じ合うための方法です。

相手が、そうした愛着関係や気持ちの交流という経験をしてこなかったのであれば、それを心地いいことだと感じてもらうには少し時間がかかるかもしれません。それでも少しずつ、何度もチャレンジしていく必要があります。

自分の気持ちを伝えるときには、**「I（アイ）メッセージ」**というやり方も効果的です。自分がさみしいとつい相手を責めてしまい、さらに関係性を悪化させてしまうことがあります。

「あなたはどうしてわたしのさみしさを理解しようとしてくれないの？」といった相手を責めるような言い方では、ほとんど相手に伝わりません。相手を責めているその姿だけが印象に残ってしまうでしょう。そうではなく、**「わたしはあなたにさみしいという気持ちをわかってもらえず、悲しかった」と、主語を「わたし＝I」にして伝える**のです。

相手を非難するのではなく、ただ自分の気持ちを素直に伝えるだけなので、いわれたほうも怒ったり不快になったりしづらく、落ち着いて話を受け止めることがしやすいでしょう。

伝える際のポイントとしては、相手が眠そうなとき、お腹が空いているときは避けたほうが賢明です。眠いときや空腹時はセロトニンが減っている状態なので、相手は必要以上に自分が責められていると感じたり、心の距離を取ろうとしたりしてしまうからです。

自分の気持ちを素直に伝える練習をする

とはいえ、「さみしい」と他人に吐露することはハードルが高いという人もいるでしょう。

「なんだかさみしくて」なんてダイレクトにいってしまうと、相手に迷惑をかけてしまうのではないかと思ってしまい、遊びに誘いたいけれど、自分のさみしさを埋めるために友だちを付き合わせるのは気が引けてしまうなど、気づまりなことも多々あります。

そんな気遣いは、良好な人間関係を維持していくうえではとても大事なことです。でも、気をつけたいのは、**こうした小さな遠慮が孤立を深める要因にもなりかねないということ**です。

ときには、さみしいという感情を上手に相手に伝えて、仲間を集め楽しい時間を過ごしている人を見て、「ああやって自分の気持ちを正直に伝えられる人はうらやましい」「自分はどうしてああいうことができないのだろう」と、さらにネガティブになってしまうこともあるでしょう。

そもそも、人がこれほど人間関係に悩むのは人間が社会的生物だからですが、なんというやっかいな性質でしょう。

多くの人が人間関係で悩むその根底にあるものは、「自分の気持ちが伝わらない、伝えられない」という満たされない欲求でしょう。

伝え方がわからないという人もいるでしょうし、空気を読み過ぎてしまったり相手に気を遣い過ぎてしまったりして、いいたいことがちゃんと伝わらないという人もいるでしょう。そういったことができる人を見て、妬ましく思うこともあるでしょう。

でも、安心してください。

これはあくまでコミュニケーションの技術であり、後天的に何歳からでもトレーニング次第で身につけることができるものだからです。

まずは、自分のさみしいという感情を小出しにすることからはじめてはいかがでしょうか。

また、「さみしい」「つらい」「悲しい」といった、ちょっとした感情を相手に不快感を与えずに伝えられるような人を目にしたとき、その人を羨ましいと思う前にやるべきことは、その話し方をよく見て観察することです。そして、できそうなところから少しずつ真似をするという地道な積み重ねをしていくのです。

見知らぬ人との会話も癒やしにつながる

旅先で見知らぬ人と会話が弾み、その旅がとてもいい思い出になった経験はありませんか？

そんな会話を楽しめると、日々のさみしさをやり過ごすことに役立ちます。

わたしの友人に、こうした会話の達人がいます。その友人と一緒にタクシーに乗ったときのことです。数人で乗車したので、その友人は助手席に座りました。

タクシーが出発してしばらくすると、友人が「〇〇さん（運転手さんの名前）、ずいぶん若返りましたね」と運転手さんにいきなり話しかけたのです。

あまりに自然だったので、「もしかしたらもともと知り合いだったのかな？」と一瞬思ってしまったほどでした。けれども聞いてみると友人は、助手席の前に貼ってある運転手さんの名前と写真を見て、コメントしていたのです。

名前を呼ぶだけで一気に親近感が湧いてきたのでしょう。その後も運転手さんとの会話が弾み、束の間ですが、乗車したメンバー全員が楽しい時間を過ごすことができました。

「そんな小さなところから会話の糸口を見つけ、はじめて会ったばかりの人と会話を広げることができるのか」と驚いたものです。

よく行くコンビニエンスストアの店員さんでもいいし、このケースのようにタクシーの運転手さんとの会話から練習するのもいいかもしれません。

そういった会話の苦手な人は、まず「ああ、今日もいい天気ですね」程度からはじめてみればいいのです。

このようなちょっとした会話をできるようにしておくと、ほんの少しの糸口が意外な癒やしに繋がっていることに気づくでしょう。それを実際に体感しておくことが大切です。

「さみしさを解消するためには、親しい友だちをつくらないと意味がない」と真面目に考え過ぎなくてもいいのです。もしかしたら、他愛ない会話のその話し相手も同じようにさみしさを抱えていることだってあるかもしれず、あなたの語りかけがその人の癒やしになるかもしれないのです。

また、なにか大事な用事がなければ電話や連絡をしてはいけないという思い込みは、誰も頼れない状況を自らつくり、さみしさを助長してしまうことにもつながります。

日頃から、「特に用事はないのだけど、どうしているか気になって」「特に用事はないけど、最近会っていないからちょっとさみしくなってね」などといえる関係を意識してつくっておくのもひとつの方法です。

喪失感を和らげる「メタ認知」の思考法

あったはずのものがなくなる。

できていたことができなくなる。

こうした、いわゆる「失われる」という感覚はとても切なくつらいものです。

家族やいつも話を聞いてくれる人がいなくなってしまうことや、自分のスキルであったり、仕事であったりがなくなるとき、さみしい感情がこみあげてくると思います。

実際になくなってしまったときにさみしさを感じるのは当然の反応ですが、「なくなってしまうのでは……」という将来への不安感が強い人もいます。

不安に関する、ある実験があります。机の上にものをたくさん置いて被験者に見てもらい、いったん後ろを向かせて、そのあいだに机の上のものをこっそり減らしておきます。そして、また机の上を見てもらいます。

すると、不安傾向が強い人ほど、そこからなくなったものに気づきやすいことがわかったのです。

元来、心配性で慎重な人ほど、自分ができなくなった、失ったということに敏感で、「できない」「失われる」といったことに強い喪失感を持ってしまうのでしょう。

これはものだけでなく、人を失ったときも同様です。「自分のせいであの人は去っていってしまった」と自分を過剰に責めてしまうなど、必要以上にネガティブな思いを抱きやすいのです。


もし失うことへの強い不安を感じるのであれば、「自分はそう感じやすいタイプなだけ。そんなに重大に捉えることはない」と、自分をメタ認知する癖をつけたほうがいいでしょう。

メタ認知とは、自分の認知、つまり思考や情動を客観的に見つめることです。わかりやすくいえば、**「わたしがさみしがりやであることを、わたしは知っている」ということ**です。

楽観的なのか悲観的なのか、大袈裟な性格なのか控えめな性格なのか——。それらを知っておくことで、必要以上に感情に振り回されることが避けられるようになるでしょう。

「失ったもの」をプラスに捉え直す

なにかを失ったことで「身軽になった！」と思える人もいる一方で、失くすことに対して恐怖感や危機感を強く持つ人もいます。けれども、どんなに「身軽になった」と喜んでも、ふとした瞬間に、いまはもう手の届かなくなってしまったなにかにさみしさを感じるというのは、人間として正常な反応であり、「人間らしい」ともいえます。

いわゆる「終活」のように、自らの意志でものや人間関係を整理するなど、そもそも失うことを前提としている場合以外、失うということは予期せぬことであり意図していないことですから、そう簡単に納得できるものではないという場合も多々あるでしょう。

ただ、ひとりの人間のキャパシティーとリソースという視点から見れば、自分のなかに持っておけるものには限界がありますから、失うからこそ、新しいなにかを得ることができるという見方もできます。

もちろん、失ったものがほかのものでは代えがたいこともあるでしょう。しかし、**失ったものに長く捉われ続けてしまうと、脳の元気は失われていきます。**

失ったのが「人」であれば、さみしさを感じられる大切な存在であった人との出会いに感謝し、一緒に過ごした時間を大切に抱えながら、少しずつ心の傷を癒やしていくことが良策ではないでしょうか。

喪失感を十分に癒やしていくまでには、時間がかかって当然だと思います。

「失って悲しい」という気持ちを否定せず、自分の気持ちを自分で客観的に見つめることで、失っていないもの、新たに得られたものに心を留めることもできるかもしれません。

失ったのが「ものやこと」であるならば、視線を未来に向けることも重要なことです。なにかを失うというのは、マイナスなことばかりではありません。新しく得られる可能性が増したということでもありますし、また、そのマイナスの感情をバネにして、新しいなにかを得ようとする力にもなり得るからです。

ともすると、わたしたちは失うことのネガティブな側面ばかりを見てしまいがちですが、そんなときこそ「メタ認知」を活用して自分の感情や状況を客観的に見つめ、自分にとって成長できるタイミングであると捉え直してみてはどうでしょうか。

脳は、新しい刺激を受けることで達成感や幸福感を覚え、元気になっていくのです。

「誰かを頼ること」は自分にも相手にもプラスになる

子どもが成長し、親元を離れ独立していくことは避けられないことです。親としては喜ばしい反面、同時にさみしさも感じることだと思います。さみしさだけならまだしも、抵抗感を覚える方もいるかもしれません。

子どものひとり立ちは、嬉しく誇らしいことでもありますが、そのとき感じるさみしさは、別離のさみしさに加えて、いままでのように「子どもから頼られること」が減っていくというさみしさでもあります。

親子は長い期間にわたりお互いに親密な関係を築いていきます。そのつながりというのは、ほかからは計り知れないものがあります。親たちは養育行動の過程で深く子どもにかかわるため、子どもがその影響下からいなくなると、大きな喪失感や、別離のさみしさがあるのは当然のことです。

同時に、長期にわたって世話を焼くというのは、子どもから無意識に頼られる存在であるということで、親としての喜び、つまり「頼られるという快感の報酬」を得てきているということでもあります。

しかし、それも子どもの独立によって失われることになります。

とはいえ、この喪失のさみしさは、子どもがひとり立ちすることの喜びに比べれば、取るに足らないものかもしれません。

子どもが独立したことで、それまでのような一方的に庇護し、面倒を見るという関係から、互いに支え合うという新たな関係性を得ることができるからです。子どもの独立で親が得ることと、失うことを考えれば、得ることのほうがはるかに大きいはずです。

先に述べたように、「なにかを失った」と思うタイミングは、「代わりになにかを得ているかもしれない」というタイミングでもあります。

さらにいえば、「頼られないさみしさ」というのは、子どもとの関係だけではありません。友だち、同僚、上司、部下……。人に頼られないというのは、身軽でいられるということでもありますが、頼ってもらえないということは、考えようによっては人に頼れないことよりもつらいことかもしれません。

ただここには、ちょっとした気づきがあります。誰からも頼られないのは、実はさみしいことなのだから、逆に「自分は誰にも頼りたくないと思っていたけれど、頼ることはその人のためにもなるのかもしれない」と角度を変えてみることもできるでしょう。

誰かを頼ることは、その人に対する信頼の表明であり、相手を「自分も人から頼ってもらえた」という満足感で満たすことができるかもしれないのです。

「さみしくなりやすい季節」を乗り切るコツ

自分の感情や身のまわりの出来事とは関係なく、身体的な反応として、落ち込みやすい、不安を感じやすい、さみしくなってしまうという季節があるのも知っておきたいことです。季節の変わり目になりやすいことが多いですが、特に梅雨の季節や、冬に向かって日照時間が減少する秋頃がそれに該当します。

その時期になると恐怖とまではいかなくても、なんとなく落ち着かない、気持ちが沈む、不安になる、さみしいといった不快な感情が生じやすくなるのです。**これは、セロトニンなどの減少により自然と起こるものなので、原因は特定の出来事ではないのです。**

この時期は気持ちが不安定になりやすいので、普段なら気にならないようなことでも、人に対してイライラしたり不安になったりする気持ちが強く出てしまうことがあります。

自分が制御しづらい状態になっているのは、単に天候や季節のせいかもしれないのに、誰かに矛先が向いて人間関係を悪化させてしまうこともあるので、脳も体の一部であり、環境によって不調になることがあるということを忘れないようにしたいものです。

このように季節的に生じてしまう不快な感情は、当人の感じ方はどうであれ、誰にでもあるということを覚えておいたほうがいいでしょう。

対処法としては、**散歩などをして日光浴を意識的にすることや、ゆっくりお風呂に浸かって体を温めることなどが効果的**であると考えられています。

日光浴がセロトニンの分泌を促すのは、網膜が光を感じることでセロトニンの分泌にかかわるセロトニン神経を活性化させるためです。強烈な光ほど網膜への刺激も強くなるため、セロトニンが分泌されやすくなります。

なお、セロトニン神経の活性化には、2500ルクス〜3000ルクスほどの強さの光が必要とされています。一般的な室内の照明は500ルクス程度ですが、太陽の光は曇りの日でも1万ルクス程度あります。つまり、セロトニンの分泌量を増やすには、屋外に出ることが大切だということです。

うつ病の発症率は夏より冬のほうが高くなり、「冬季うつ」とも呼ばれています。冬場にうつ病が多くなる理由のひとつは、日照時間が短くなり光量も減少するためです。**陽の光を浴びる時間が減ることでセロトニン神経が活性化しにくくなり、セロトニンの分泌量が減ってうつ病を発症しやすくなる**というわけです。

冬季うつは、季節性感情障害とも呼ばれ、秋から冬にかけて発症し、日差しが増加する春頃には症状が改善することが多く、周期性があることも覚えておきましょう。

セロトニンの分泌を増やすために運動が必要なことは前述しましたが、加えて、栄養バランスのいい食事を心がけることも大切です。

特に意識したいのが、「トリプトファン」の摂取です。トリプトファンは必須アミノ酸の一種で、セロトニンの原料となるものです。**十分なセロトニンをつくるには、原料のトリプトファンを補給することが大切**で、トリプトファンが豊富な食品には、次のようなものがあります。

・大豆製品（豆腐、納豆、みそ、しょうゆ　など）
・乳製品（牛乳、ヨーグルト、チーズ　など）
・ごま
・ピーナッツ
・卵

食事に関していえば、よく噛んで食べることも大事なこと。これも前述しましたが、咀嚼は意識して行うことでリズム運動になり、脳やセロトニン神経の活性化にもつながります。

本のなかにたくさんの話し相手を持つ

本の世界に没入して過ごすというのも、さみしさを忘れる手段のひとつになります。

読書は、外から見るとひとりでする趣味の代表のように思えますが、本を読んでいる人は決してひとりではないのです。

なぜなら、**本というういわば〝メタバース〟のなかで、たくさんの登場人物と一緒に過ごしているから**です。いま、わたしの書いた本を読んでいるみなさんも、読書の最中は、わたしと一緒にいるのと同じことです。決してひとりではありません。

ひたすら漫画を読むのもいいと思います。

この世には、一生かけても到底読みきれない量の読みものがあります。もし、書店まで行く元気がなくても、今は手元のスマートフォンですぐに入手できる便利な時代です。

さみしさは思考を停止させてしまいます。固まってしまいそうな自分の思考を解きほぐすためにも、心に留まった読みものを思う存分読んで、その世界に没頭してみるといいでしょう。

ちょっと難しい本にチャレンジするのもぜひやってみてほしいことです。

新しい知識を得ることは、脳を喜ばせることにつながるからです。人間はそもそも新しい知識を得ようという知識欲を持っている生物です。

むかしから、長老や高位な役職には知識が求められ、わたしたちも知識がある人を崇め、尊敬し、リーダーに選んできました。

これは知識が多いほうが生存の可能性が高まったという歴史があるからであり、そういう人の近くにいることが、自分の命を守ることにつながるからといえるでしょう。

災害のときにどう生き抜けばいいのか、突然の敵にどう対処すればいいのか、知識によって解決できる人をわたしたちはリーダーに選んできたのです。

脳は、本能的に新しい情報を得ようとする機能を持ち、その機能を発達させてきました。**新しいことを見つけ、その知識を得るとドーパミンによって報酬系が活性化し、達成感や喜びを感じるようになっている**のです。

新しい人に出会ったり、行ったことのない場所へ行ったりするとワクワクするのも、そのためです。

ひとりで少しさみしさを感じたときは、図書館や書店にぶらりと足を運んでみてはいかがでしょうか。

本を読み、そのなかで〝新しい人〟と出会い、新たな知識を身につける。そうして脳の報酬系を刺激することで、さみしさの煩わしさから解放されるとともに、脳を鍛えることもできます。

「だんだん老眼になり本が読みにくくなってきた。自分はもう老いた」などと思う必要はありません。

近頃は、オーディオブックという便利なものも普及しているので、家事をしながら、散歩をしながら、「聴く＝読む」こともできます。

日を浴びて散歩しながら、本も読めて一石二鳥。考え方次第で、あなたの日々の過ごし方は、いまここからでも大きく変わっていくはずです。

さみしさは克服しなくていい

多くの人の頭のなかには、「さみしさは克服しなければいけない」「さみしい人は幸せになれない」といった価値観が刷り込まれているのではないかと、ぎょっとさせられることがあります。

さみしさなど感じずに生きていきたいという人もしばしばいます。

でも、さみしさを感じないことは本当に幸せなのでしょうか？

「さみしいときもあるけれど、人はそういう生物だから仕方ないよね。それでもわたしは、いい人生を生きていける」

そう捉えるほうが、より気楽に、多くのリソースをもっと価値のある方向へ振り分けていくためには、いいのではないかと思うのです。

自宅からさほど苦もなく行ける範囲のところに、食べ物や生活必需品が手に入るコンビニエンスストアやスーパーがある。インターネットが発達し、どこにいても誰とでもすぐにつながることができる。非常に利便性の高くなった現代にも、いつ、どこにでも、誰にでも、さみしさは存在します。

世の中にたくさんの笑いを提供してくれる華やかなタレントさんであっても、誰からも愛され、さみしさとは無縁に見えるような素敵な人であっても、さみしさを感じることはあるのです。

そう考えると、「本能」とはつくづく面倒なものであるとともに、ある意味では、とてもよくできているものだと感じます。

これまでに本書で触れてきたように、**さみしさという一見ネガティブな本能が、わたしたちが生き延びることを助けてきた**からです。

人類進化の歴史や脳の仕組みを知ることで、ともすれば不要にも思えるさみしいという感情の発露の仕組みをご理解いただけたのではないかと思います。そして、これまでとは違ったさみしさの役割も見えるようになるでしょう。

さみしさという感情を上手に利用して、ときには新しいつながりを見つけたり、それまでの自分には思いもよらなかった世界の扉を開くための原動力にしたりと、工夫しながら、たくさんの人が豊かな人生を送っていけるといいなと願っています。

おわりに

さみしさは誰にでも生じる感情です。感じたことのない人は、おそらくいないでしょう。さみしさがあることによって人間らしい振る舞いを身につけたり、誰かとうまくやっていくにはどうすればいいかを真剣に考えたりもします。

さみしさがつのるときは、苦しいかもしれません。その苦しみは、折に触れ、あなたの人生のなかに、いつでも現れてくることでしょう。

さみしさに対処するための方法も、解決策も一人ひとり違います。

遺伝的な因子も違えば、育ってきた環境、いまある場所や立場、それぞれが違うからです。さみしさの要素も一人ひとり違っていることでしょう。

違うからこそ、人間を多面的に捉えることができるともいえます。さみしさとの、自分なりの付き合い方を見つけることができれば、誰かのさみしさについても、もっと深く共有して、ともにその痛みを乗り越えていく力にもつながるはずです。

完全に消し去ることは難しい感情でもありますから、さみしさに慣れていくということも必要です。ひとりでいることの価値や、自分と他人との価値観の違いを受け入れることの意味に、もっと目を向けてみるべき時代になったのだともいえます。

さみしさを感じたら、その感情を否定せず、「このさみしさにも役割があるのだな」と認めてみましょう。さみしいことはみじめだとか、悪いことだという先入観を捨て、さみしさを受け入れていく。

さみしさを感じやすいのも、感じにくいのも自分らしさです。

自分にとって価値のある未来、価値のあるつながりを、自分らしく選択していける力を、みなさんが持つことができる一助として、本書がお役に立つことがありましたならば、望外の喜びです。

中野信子

2023年8月

中野信子（なかの・のぶこ）

1975年、東京都生まれ。脳科学者、医学博士、認知科学者。東京大学大学院医学系研究科脳神経医学専攻博士課程修了。フランス国立研究所に博士研究員として勤務後、帰国。脳や心理学をテーマに研究や執筆の活動を精力的に行う。現在、東日本国際大学教授。著書に『人は、なぜ他人を許せないのか？』『世界の「頭のいい人」がやっていることを1冊にまとめてみた』（アスコム）、『サイコパス』（文藝春秋）、『脳の闇』（新潮社）、『エレガントな毒の吐き方 脳科学と京都人に学ぶ「言いにくいことを賢く伝える」技術』（日経BP）など多数。

人は、なぜさみしさに苦しむのか？

発行日　2023年 9 月13日　第 1 刷
発行日　2023年 10 月17日　第 5 刷

著者　中野 信子

本書プロジェクトチーム
編集統括　柿内尚文
編集担当　村上芳子
編集協力　出浦文絵、岩川悟（合同会社スリップストリーム）、辻本圭介、横山美和
デザイン　小口翔平＋畑中茜＋阿部早紀子（tobufune）
DTP　G-clef
校正　鷗来堂

営業統括　丸山敏生
営業推進　増尾友裕、綱脇愛、桐山敦子、相澤いづみ、寺内未来子
販売促進　池田孝一郎、石井耕平、熊切絵理、菊山清佳、山口瑞穂、吉村寿美子、矢橋寛子、遠藤真知子、森田真紀、氏家和佳子
プロモーション　山田美恵、山口朋枝

編集　小林英史、栗田亘、大住兼正、菊地貴広、山田吉之、大西志帆、福田麻衣
講演・マネジメント事業　斎藤和佳、志水公美
メディア開発　池田剛、中山景、中村悟志、長野太介、入江翔子
管理部　早坂裕子、生越こずえ、本間美咲
マネジメント　坂下毅
発行人　高橋克佳

発行所　株式会社アスコム

〒105-0003
東京都港区西新橋2-23-1　3東洋海事ビル
編集局　TEL：03-5425-6627
営業局　TEL：03-5425-6626　FAX：03-5425-6770

印刷・製本　株式会社光邦

Printed in Japan ISBN 978-4-7762-1269-0

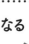